Werner Bartens

Das sieht aber gar nicht gut aus

Was wir von Ärzten nie wieder hören wollen

Pantheon

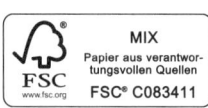

Verlagsgruppe Random House FSC® N001967
Das für dieses Buch verwendete FSC®-zertifizierte Papier
Lux Cream liefert Stora Enso, Finnland.

Der Pantheon Verlag ist ein Unternehmen der Verlagsgruppe
Random House GmbH

Erste Auflage
Oktober 2013

Copyright © 2013 by Pantheon Verlag, München,
in der Verlagsgruppe Random House GmbH
Umschlaggestaltung: Büro Jorge Schmidt, München
Satz: Ditta Ahmadi, Berlin
Druck und Bindung: CPI, Clausen & Bosse, Leck
Printed in Germany
ISBN 978-3-570-55232-2

www.pantheon-verlag.de

Inhalt

Einleitung 9

Der bedürftige Mensch in der Medizin 13
    Die Ängste der Patienten 14
    Die individuelle Bedeutung des Leidens 16
    Was Kranke belastet 20
    Was Patienten angeblich wollen 23
    Die richtigen Worte und Gesten finden 27

Dr. med. Gedankenlos 31
    »Er hat mich nicht mal angeschaut« 32
    Unbedachte Äußerungen 34
    Ausgeliefert und verunsichert 36
    Blutwerte ohne Wert: Fetisch Tumormarker 39

Gute Hoffnung, schwer enttäuscht 43
    Gesund auf Probe 43
    Die Schwangerschaft als Risiko 45
    Gesunde Kinder als geplante Projekte 47

Hier können wir nichts mehr tun 51
    Schonungslose Aufklärung 53
    Moralischer Rückzug 54
    Wie lange noch? 56
    »Es war ihr Tod, nicht meiner« 58
    Jeder, was er braucht 61

Unheilbar krank – was heißt das schon?	63
Die richtigen Worte finden	64
Das geht nicht mehr weg	66

Ärztedummquatsch 71
Beleidigung statt Betreuung 73
Gemeinheiten auf Fachchinesisch 75
Risiken des Ärzte-Lateins 77
Verachtung für Patienten 80

Ökonomischer Druck – wenn Patienten auf der Strecke bleiben 81
Störfaktor Mensch 81
Beziehungen wie im Bordell? 83
Der Nächste bitte, aber dalli: Deutsche Ärzte haben besonders wenig Zeit 85
Rettet die Medizin vor der Ökonomie 89

Das lohnt sich doch nicht 93
Hohe Preise, gute Besserung 94
Aufgehübscht – über die Farbe und Größe von Spritzen und Tabletten 96
Die Kraft des schönen Scheins 97
Neue Geschäftsmodelle 98

Schluss mit dem schlechten Gewissen 101
Wo bleibt die Fürsorge in der Vorsorge? 101
Krankgeschrieben: Ärzte und Pharmafirmen erklären Gesunde zu Patienten 107

Schlechtes Vorbild Arzt   111

    Mediziner halten sich nicht an das, was sie empfehlen   111

    Ärzte sollten Kranke nicht mit eigenen Problemen behelligen   113

    Sprechende Medizin – falsch verstanden   116

Die Macht negativer Gedanken   119

    Moderne Hexenmeister   122

    Die Wege von Hoffnung und Enttäuschung im Körper   124

    Düstere Prognosen   126

    Der Schmerz der schlechten Nachricht   128

    Die Erwartung bestimmt die Pein   131

Was Patienten brauchen   135

    Leiden ernst nehmen   135

    Die Kunst des Weglassens   137

    Ausreden lassen   141

    Der Patient, das unbekannte Wesen   143

Nachwort   145

11 Tipps für den Arztbesuch   147

Anmerkungen   151

Literatur   157

Einleitung

»Sie sind ein Risikopatient!« »Wir können im Augenblick nichts mehr für Sie tun.« »Damit werden Sie noch lange zu kämpfen haben.«

Wenn Ärzte solche Sätze sagen, ist das für die meisten Patienten wie ein Schlag in die Magengrube. Eben noch war er guten Mutes – jetzt ist der hilfesuchende Mensch am Boden zerstört und fühlt sich aller Hoffnung beraubt. Er sieht sich am Ende oder zumindest für den Rest seines Lebens dahinsiechen, auch wenn der Arzt seine Bemerkung vielleicht gar nicht so gemeint hat. Die wenigsten Ärzte sind bösartig, aber manche doch ziemlich gedankenlos in ihren Äußerungen. Sie ahnen nicht, wie sich ein nebenbei gesagter Satz auf ihre Patienten auswirken kann und was er alles zerstören kann. Und manchmal reden sie auch einfach nur Dummquatsch.

Für den Arzt ist der Umgang mit Kranken Alltag, Routine. Er sieht täglich Kummer, Leid und Tod. Für Patienten ist es hingegen immer ein Ausnahmezustand, wenn sie zum Doktor oder in die Klinik müssen. Das trifft zu, egal, ob sie nur zu einem Routinebesuch in die Sprechstunde kommen oder an einer schweren Krankheit leiden und regelmäßig im Krankenhaus sind. Die meisten Patienten sind beim Arzt daher ängstlich und hoch konzentriert. Sie achten auf jede kleine Geste und jede Äußerung des Doktors – und interpretieren viel hinein, oft zu viel. Schon ein kleines Stirnrunzeln und das skeptische Heben der Augenbrauen des Arztes können sie irritieren und eine eben noch heile Welt zusammenstürzen lassen.

Natürlich ist der Arzt auch nur ein Mensch, der mal spontan, mal aufbrausend, mal herzlich und eben manchmal auch ungeschickt agiert. Aber er sollte sich immer vergegenwärtigen: Die Situation in der Arztpraxis oder Klinik ist für die meisten Menschen ungewohnt. Sie ist mit großer Unsicherheit verbunden, das Gegenteil von normal. Als Patient ist man gespannt, extrem aufmerksam, sensibel und wohl auch überempfindlich – und registriert daher jede noch so kleine Schwingung. Das Schlimme daran: Weil viele Patienten so erwartungsvoll, aufmerksam, reizbar und empfindlich sind, beziehen sie die Regungen des Arztes schnell auf sich. Auch wenn der Doktor gerade nur schlechte Laune hat, seine Gedanken kurz woanders sind oder er von einer Mitarbeiterin abgelenkt ist.

Ärzte wissen theoretisch, dass sich ihre Patienten in einer besonderen Situation befinden. Ein Arzt kann und muss zwar nicht perfekt sein, aber die gröbsten Fehler in der Kommunikation mit den Menschen, die sich ihm anvertrauen, die sollte er schon zu vermeiden wissen. Er ist schließlich in der stärkeren Position, er ist ja nicht der Bedürftige. Im asymmetrischen Verhältnis zum Patienten ist der Arzt derjenige, der nicht aus Angst, Wut oder Verzweiflung handelt, sondern der dabei helfen soll, den Kranken aufzufangen, und der ihm begleitend zur Seite stehen muss in all seinen Nöten, Ängsten und Sorgen.

In diesem Brevier werden viele derjenigen Sätze und Bemerkungen beschrieben, die Patienten von ihren Ärzten nie wieder hören wollen. Etliche dieser Äußerungen geschehen nicht in böser Absicht: »Das ist eine typische Folge von ...«, stellt für den Arzt nur einen Ursache-Wirkungs-Zusammenhang her. Doch jeder Patient fühlt sich einmalig und will nicht als Teil einer Kranken-Gemeinschaft wahrgenommen werden. Was haben zehn Diabetiker schon gemeinsam außer einem entgleisten Blutzuckerspiegel?

»Das kann Sie ein Leben lang begleiten«, ist ebenfalls ein Satz, der aus ärztlicher Sicht nur den oftmals chronischen Verlauf eines Leidens umschreibt. Sagt so etwas aber beispielsweise ein Hautarzt zu einem Jugendlichen, sieht der sich für den Rest seines Daseins als Opfer seiner Akne.

Auch die Aussage »Sie sind ein Risikopatient!« mag für den Doktor nur zusammenfassen, dass der Patient nicht nur raucht und übergewichtig ist, sondern auch keinen Sport treibt und erhöhte Blutwerte aufweist. Manche Patienten denken dann jedoch, dass sie besonders schlecht dran sind und ihre Heilungschancen besonders mies – das bewahrheitet sich manchmal auch in Form einer schlechteren Wundheilung und eines ungünstigen Krankheitsverlaufs.

Solche Missverständnisse in der Kommunikation gibt es oft: Der Arzt sagt etwas, was der Patient falsch oder viel negativer versteht, als es eigentlich gemeint ist. In diesem Buch sind deswegen 99 Beispiele im Text hervorgehoben, in denen anhand von typischen Äußerungen von Ärzten gezeigt wird, wie sie beim Patienten ankommen können – und was der Arzt eigentlich damit gemeint hat. Manche dieser Bemerkungen sind aufmunternd und positiv gemeint, werden aber anders – und das heißt zumeist: negativ oder abschätzig – verstanden. Andere sind schlicht einem gedankenlosen Umgang mit den Patienten geschuldet. In einigen Fällen spricht auch blanker Zynismus aus diesen Äußerungen.

Wenn sich Kranke in Zukunft kränkende, irritierende oder schlicht missverständliche Äußerungen von ihren Ärzten verbitten, geht es nicht nur darum, dass sie die mangelnde Höflichkeit oder die schlechten Manieren nicht länger erdulden wollen. Es geht auch um die Gesundheit der Patienten. Denn es ist längst bekannt, welcher ungeheure Schaden entsteht, wenn Ärzte ihre Patienten entmutigen – und auf diese Weise auch den Krankheitsverlauf entscheidend negativ beeinflussen.

Zahlreiche Untersuchungen zur Arzt-Patienten-Kommunikation haben gezeigt, dass sich die Heilung verzögert und die Prognose verschlechtert, wenn Ärzte sich ungeschickt verhalten und Patienten im Gespräch vor den Kopf stoßen. Manche verzweifeln sogar so sehr, dass sie immer kränker werden und sterben. Aus der Fachliteratur ist beispielsweise der Fall eines Patienten bekannt, der nicht an einem Tumor starb, sondern daran, dass er glaubte, an einem Tumor zu sterben – nachdem ihm sein Arzt seine ungünstige Prognose mitgeteilt hatte. Neben diesen extremen Fällen zeigen auch alltägliche Beispiele, wie schädlich es ist, wenn der Arzt die falschen Worte wählt. Die Macht und die Wirkung schlechter Gedanken und negativer Äußerungen können gar nicht überschätzt werden. Dieses Buch hilft Patienten – und das sind wir irgendwann alle –, sich die ärztlichen Äußerungen zu übersetzen und damit umzugehen.

Der bedürftige Mensch in der Medizin

Medizin ist unmittelbarer Dienst an Patienten und solchen, die es womöglich bald werden. Ärzte wie Pflegekräfte kommen den Kranken nahe, sie dringen in sie ein, und zwar physisch wie psychisch. Sie horchen die Kranken ab, fassen sie an, betrachten sie aufmerksam von oben bis unten – aber sie sind auch invasiv und schneiden die Haut auf, schieben Schläuche in Hohlräume, bebildern das Körperinnere und bohren Nadeln in Gewebe. Diese intimen Verrichtungen von anderen an uns sind ungewohnt – und sie befremden. Die Distanz, die Menschen üblicherweise zu anderen Menschen und deren Körpern einhalten, wird in der Medizin aufgehoben. Körperlich, aber oft auch seelisch.

Das ist einer der Gründe, warum Patienten im Krankenhaus und beim Arzt Angst bekommen. Der schützende und üblicherweise von anderen Menschen respektierte Abstand zum Körper wird übergangen. Grenzen sind aufgehoben oder werden verschoben. Allein dadurch fühlen sich viele Patienten bereits verletzlicher und schutzloser. Sie sind empfindlicher gegenüber Indiskretionen, Grobheiten und unbedachten Äußerungen.

Viele Diagnosen sind für die Patienten zudem nicht sinnlich, das heißt nicht körperlich erfahrbar, sondern abstrakt. Das gilt bei Leiden wie Bluthochdruck oder erhöhten Cholesterinwerten. Aber auch,

1
Abgewrackt

DER ARZT SAGT:
Sie sind ein Gefäßwrack

DER PATIENT VERSTEHT:
Mein Körper ist nicht mehr zu gebrauchen

DER ARZT MEINT:
Für sein Alter hat er erstaunlich starke Gefäßablagerungen

wenn während einer Gewebeprobe oder in einem Röntgenbild überraschenderweise Krebsherde entdeckt werden, haben viele Menschen vorher nichts an sich bemerkt. Die Patienten spüren das nicht, sie riechen oder schmecken keine Veränderung an sich, sie sind häufig auch nicht weniger leistungsfähig – gerade wenn der Tumor ein Zufallsbefund ist und der Patient nicht aufgrund von Beschwerden zum Arzt gegangen ist. Die erste Konfrontation und die dann notwendige Auseinandersetzung mit der Krankheit spielen sich ja vor allem in der Vorstellungswelt der Kranken ab, die sich nicht krank gefühlt haben, sich auch jetzt noch gar nicht krank fühlen, aber dennoch von einem Moment auf den anderen plötzlich zu Patienten geworden sind.

Die Patienten wissen nicht mehr, ob sie ihrem Körper noch trauen und weiterhin vertrauen können. Sie fragen sich, wie verlässlich er als Ganzes noch ist, wie gut er noch funktionieren wird – und welchen Wert er in Zukunft für sie hat. Macht der Arzt in dieser prekären Situation, in der sich der Patient befindet, abschätzige Bemerkungen über den Körper des Kranken und seinen Zustand, ist dieser stark verunsichert und gekränkt.

Die Ängste der Patienten

Die kleinteilige Organisation der Medizin mit ihren vielen Disziplinen und Unterdisziplinen trägt nicht gerade dazu bei, dass sich Patienten mit ihrer subjektiven Körperwahrnehmung gut aufgehoben fühlen. Die Medizin unterteilt den kranken Menschen in verschiedene Körpersegmente oder Organsysteme, und dann ist er ein Fall für die Kardiologie, die Gynäkologie oder die Urologie. Ein Arzt fürs Herz, einer für untenrum. Manche Spötter sagen, es gebe heutzutage ja Ärzte, die können nur Ultraschall.

Andere Bereiche der Medizin definieren sich hingegen nach den Methoden, mit denen sie den Körper untersuchen, behandeln oder in ihn eindringen, wie es etwa die Radiologie, die Strahlentherapie, die Chirurgie, aber auch die Anästhesie tun. Manche ärztlichen Disziplinen sind hingegen nach dem Zeitpunkt oder der Lebensphase der ärztlichen Betreuung und Versorgung definiert, wie dies beispielsweise beim Kinderarzt, beim Geriater, Palliativmediziner oder auch bei den Notfallmedizinern der Fall ist.

Diese Aufteilung ist nicht mit dem Körpererleben der meisten Kranken vereinbar. Sie fühlen sich zumeist ganz krank (oder trotz einiger pathologischer Befunde noch ganz gesund) – und nicht krank an Herz, Niere, Hirn oder Leber. Das macht ihr Befremden im Krankenhaus noch größer. Hinzu kommen etliche Ängste durch die ungewohnte Situation in der fremden Umgebung.

Menschen haben in der Klinik Angst vor Beziehungsverlust, das heißt die Trennung von ihrer Familie und dem sozialen Umfeld betrübt sie. Die Segmentierung, also die Aufteilung ihres Körpers in einzeln zu behandelnde Bereiche, die sie aber nicht als getrennte Einheiten wahrnehmen, befremdet sie ebenfalls. Und die größte Angst haben sie sicherlich vor körperlicher

2
Verunsicherung statt Absicherung

DER ARZT SAGT:
Dem sollten wir nachgehen, nur zur Sicherheit

DER PATIENT VERSTEHT:
Angst – er hat was Schlimmes gefunden

DER ARZT MEINT:
Reine Routinekontrolle

3
Abgefertigt

DER ARZT SAGT:
Wir machen Sie jetzt fertig

DER PATIENT VERSTEHT:
Das wird die Hölle

DER ARZT MEINT:
Wir bereiten Sie in Ruhe für die Operation vor

Desintegration, also davor, nicht mehr ganz und vollständig zu sein – und etwa durch eine Operation oder Amputation ein Organ oder eine Gliedmaße zu verlieren. Dazu gehört auch die Angst vor Haarverlust im Verlauf einer Chemotherapie. Die Glatze ist ja nicht nur äußerlich – besonders für Frauen – entstellend, sondern sie zeigt auch für jeden sofort erkennbar an, dass im Inneren des Körpers etwas nicht in Ordnung ist.

Patienten könnten diese Ängste wenigstens zum Teil genommen werden, wenn Ärzte und Pflegekräfte ausreichend und angemessen Zeit für sie hätten. In der durchökonomisierten Medizin, wie man sie in vielen Kliniken und Praxen leider beobachtet, ist Zeit für Zuwendung aber sehr teuer. Apparative Verrichtungen rechnen sich schließlich mehr als alles, was Menschen dem Menschen direkt – damit ist gemeint: zwischenmenschlich und ohne aufwändiges technisches Zubehör – Gutes tun können. Verrichtungen, die viel Personal und damit viel Zeit bedürfen, rechnen sich hingegen nicht. Aus diesem Grund werden in Kliniken besonders jene Dienstleistungen rationiert, die kaum Geräteeinsatz erfordern. Die Nebenwirkung davon ist: Zuwendung, Beziehung, ja so etwas altmodisch Klingendes wie Barmherzigkeit haben in diesem engen Zeitrahmen nur noch wenig Platz.

Die individuelle Bedeutung des Leidens

Viele Menschen – und erst recht viele Ärzte – können sich nicht vorstellen, dass nicht nur Medikamente, Operationen und sonstige technische oder manuelle

Eingriffe in der Medizin wirken, sondern dass auch symbolische Handlungen, Vorstellungen oder Worte eine unfassbare Kraft entfalten können – das fordert das mechanistisch geprägte biomolekulare Bild vieler Ärzte heraus.

Doch nicht alle Mediziner glauben an das duale Weltbild von Ursache und Wirkung. »Eine Behandlung oder eine ärztliche Diagnose hat nicht bei jedem Menschen die gleichen vorhersagbaren Folgen, das erleben wir Ärzte jeden Tag«, sagt der Chirurg Bernd Hontschik aus Frankfurt, der in der Uexküll-Akademie für Integrierte Medizin dafür eintritt, die Psychosomatik in jede ärztliche Fachrichtung zu integrieren. »Bei jedem Patienten ist das anders, je nachdem welche Bedeutung der Mensch der Therapie oder dem Wort des Arztes zuweist – dann kann etwas entsetzlich sein oder aber auch ganz wunderbar wirken.« Für Hontschik greift das zweigliedrige Maschinenmodell der Schulmedizin daher zu kurz: »Lebewesen funktionieren nicht wie Maschinen, hier gibt es neben Ursache und Wirkung mindestens noch die Ebene der Bedeutungserteilung.«

In seinem Buch *Körper, Seele, Mensch* führt Hontschik zahlreiche Beispiele dafür an, was für Menschen Krankheit und Therapie bedeuten können.[1] So verbindet ein Patient mit einer Chemotherapie eine Wunderheilung und stellt sie sich als eine helle, stärkende Kraft vor, die ihn heilt und wärmt wie eine Sonne. Der andere Patient ist sich hingegen sicher, dass er durch die Behandlung geschädigt wird und neben der furchtbaren Krankheit jetzt auch noch dieses grässliche Gift gespritzt bekommt, das ihn noch mehr schwächen wird.

4
Angstgetrieben

DER ARZT SAGT:
Sie brauchen jetzt keine Angst zu haben

DER PATIENT VERSTEHT:
Angst, Angst, Angst

DER ARZT MEINT:
Das ist nicht schlimm, davon spüren Sie nichts

5
Zweideutige Perspektive

DER ARZT SAGT:
Die Chancen stehen nicht so schlecht

DER PATIENT VERSTEHT:
Er will mich nur ermutigen, dabei sieht es übel aus

DER ARZT MEINT:
Beste Aussichten, der ist schnell wieder fit

Folglich erteilt er allem, was der Doktor mit ihm anstellt, eine negative Bedeutung, was dazu führt, dass die Mittel tatsächlich schlechter wirken und sogar eine Operation nicht immer den gewünschten Erfolg bringt. Als Arzt gehört die Kenntnis der physikalischen und chemischen Wirkung einer Therapie zwar zur Grundausrüstung, doch das ist längst nicht alles: »Ärztliche Kunst besteht aber darin, die Bedeutungserteilung durch den Patienten zu kennen und zu nutzen – alles andere kann auch ein Handwerker«, sagt Hontschik.

In der Medizin geht es eben nicht allein um die physikalisch oder biochemisch fassbaren Körpervorgänge, sondern um mehr. Das Messbare, etwa ein Laborwert, ist nicht ein Wert an sich, der über Wohl und Wehe, Krankheit oder Gesundheit entscheidet. Er muss auch angemessen sein für den Patienten und übereinstimmen mit dem Erleben des Einzelnen.[2] Ein Beispiel: Manche Menschen werden mit stark erhöhten Cholesterinwerten dennoch 90 Jahre alt, weil sie zufrieden, gelassen und ausgeglichen sind und ihr Körper genügend Schutzfunktionen entwickelt hat, sodass die vermehrten Blutfette ihnen nicht schaden.

Andere Menschen mit normalen Blutwerten und einem nicht erhöhten Cholesterin sterben hingegen im Alter von 40 Jahren an einem Infarkt, ohne dass dies eindeutig auf eine körperliche Ursache zurückgeführt werden kann. Weil die Messwerte nur eingeschränkt etwas über die Widerstandskräfte des Körpers und das Befinden aussagen, überleben manche Krebspatienten die Diagnose nur um acht Monate, andere hingegen um 18 Jahre – obwohl beide ähnlich krankhafte Röntgenbefunde und Laborwerte aufweisen.

Umgekehrt, das heißt für Menschen mit medizinischen Normalbefunden, gilt das Gleiche. Das Erlebte, die Alltagswirklichkeit muss stimmig sein und passen. Passt die Lebenswirklichkeit nicht, fühlt sich der Mensch krank, auch wenn seine Gerinnungsstoffe, Röntgenbilder, die Blutwerte, das Immunsystem oder andere körperliche Voraussetzungen vollkommen in Ordnung sind. Für Thure von Uexküll, der die Psychosomatik in Deutschland wie kein Zweiter im 20. Jahrhundert in Deutschland geprägt und vorangebracht hat, war Krankheit deshalb in erster Linie eine »Passungsstörung« – das eigene Befinden passt nicht zu dem Erleben von Umfeld und Umwelt. Und häufig eben auch nicht zu dem, was die Ärzte messen.

Jede Art von Schmerz, jedes Wohlgefühl und auch jeder medizinische Eingriff – ob zur Diagnostik oder als Therapie – hat eine jeweils eigene Bedeutung für den Einzelnen. Was der Arzt dazu sagt, ob er dem Patienten Hoffnungen macht oder sie zerstört, ist aus diesem Grund so wichtig. Diese Erlebnisse berühren nicht nur den Körper, sondern auch die Seele. Und der Zustand der Seele beeinflusst wiederum die Zellen, Organe, Botenstoffe und vielfältigen anderen Funktionskreise des Körpers – und entscheidet daher mit darüber, ob jemand gesund ist und bleibt oder krank wird.

Vielleicht waren die Menschen unbewusst schon mal weiter mit ihrem Verständnis von der Heilkunde. Noch vor 20, 30 Jahren hieß es über eine Behandlung:

6
Permanent unter Verdacht

DER ARZT SAGT:
Wir haben da eine kleine Unregelmäßigkeit entdeckt

DER PATIENT VERSTEHT:
Ich habe es gleich gewusst, ich bin schwerkrank

DER ARZT MEINT:
Nichts Schlimmes, klären wir nächstes Mal ab, dann ist er beruhigt

7
Nachrichtensperre

DER ARZT SAGT:
Gute Nachrichten, Ihnen fehlt nichts

DER PATIENT VERSTEHT:
Er hält mich für einen Blaumacher, dabei habe ich doch starke Beschwerden

DER ARZT MEINT:
Prima, nichts gefunden

»Ich muss Medizin nehmen.« Medizin, das bedeutete eben nicht nur ein bestimmtes Arzneimittel, eine Bestrahlung oder Operation, sondern umfasste auch die Hoffnung, die der Arzt verbreitete, und die Erwartungen, die man selbst mit dem Eingriff verknüpfte. Medizin, das ist eben nicht nur ein Medikament oder eine Operation, sondern auch der Einfluss des Behandlers, der wegen seiner mächtigen Wirkung schon vor mehr als 50 Jahren von dem Psychoanalytiker Michael Balint als »die Droge Arzt« bezeichnet wurde.

Was Kranke belastet

Fast die Hälfte aller Menschen geht mit Beschwerden zum Arzt, die sich organisch nicht erklären lassen. Doch die meisten Mediziner übersehen oder ignorieren die psychischen Nöte, die dahinterstecken können. Dabei ist längst erwiesen: Seelisches Leid hinterlässt auch im Körper deutliche Spuren. Daraus müssten beide Seiten lernen: die Ärzte, dass sie mehr Verständnis für ihre Patienten und deren seelische Pein brauchen – und die Patienten, dass sie mehr Mut haben müssten, sich Gehör zu verschaffen.

»Der Erfolg einer Behandlung ist entscheidend davon abhängig, ob sich ein Patient von seinem Arzt richtig betreut fühlt«, sagt Peter Henningsen, Chefarzt der Klinik für Psychosomatik an der TU München. »Ist das Verhältnis zwischen Arzt und Patient gestört, heilen Wunden manchmal schlechter oder eine Therapie schlägt überhaupt nicht an.«

Nicht alle Patienten fühlen sich von ihrem Arzt verstanden. Sie klagen über Fließbandmedizin und darüber, dass ihre eigentlichen Sorgen nicht erkannt werden. Sie wechseln den Arzt, fühlen sich dann schnell wieder unverstanden. Diese Unzufriedenheit drückt sich oft in Beschwerden aus, für die keine organischen Ursachen gefunden werden können. Am häufigsten klagen solche Patienten über Bauch-, Herz-, Rücken- und Kopfschmerzen, Verdauungsprobleme, Reizdarm, Herzrhythmusstörungen. Viele berichten von unerklärlicher Erschöpfung, von Schwindel, aber auch von Unterleibsschmerzen, plötzlicher Atemnot oder von einem Engegefühl im Hals. Alle Symptome haben eines gemeinsam: Es sind Beschwerden ohne Befund.

Aus Umfragen und Untersuchungen wissen Mediziner, dass 90 Prozent aller Menschen innerhalb einer Woche mindestens einmal Schmerzen oder andere Symptome haben, die sie sich nicht erklären können. Dies gilt weltweit, unabhängig vom Einkommens- und Ausbildungsgrad. »Solche Beschwerden sind normal – quasi ein Teil der Gesundheit«, sagt Peter Henningsen. »Das kennt jeder, das geht fast immer schnell wieder vorbei und bedarf keiner Behandlung.«

Es gibt jedoch Menschen, die es beunruhigt, wenn es sie zwickt, und die deswegen den Arzt aufsuchen. Andere haben häufig Beschwerden »mit unklarer Ursache«, die sie in die Praxen und Ambulanzen treiben. Bis zu 40 Prozent der Patienten, die einen Hausarzt aufsuchen, leiden an diesen sogenannten somatoformen Störungen: Der Körper signalisiert Beschwerden, doch eine Ursache ist nicht zu entdecken. Bei Fachärzten klagen je nach medizinischer Disziplin sogar bis zu 50 Prozent der Patienten über solche unklaren Symptome. Besonders häufig haben Neurologen und Gastro-

8
Wenn die Seele leidet

DER ARZT SAGT:
Das kann auch psychisch sein

DER PATIENT VERSTEHT:
Er hält mich für einen Simulanten

DER ARZT MEINT:
Fast die Hälfte aller Patienten beim niedergelassenen Arzt hat psychosomatische Beschwerden

enterologen mit jenen Patienten zu tun, bei denen sich kein medizinischer Grund für die Kopfschmerzen, den Schwindel, das *Colon irritabile* oder das Magendrücken finden lässt.

Viele Körperbeschwerden von Patienten bleiben organisch unerklärt. Eine Untersuchung von Psychologen und Psychiatern aus London hat ergeben, welche Symptome besonders häufig sind, wenn Patienten den Arzt mehrfach aufsuchen oder zum Facharzt oder in Spezialambulanzen kommen.[3] Am häufigsten klagen diese Patienten demnach über Bauchschmerzen und wechselnde Stuhlfrequenz. Danach folgen unklare Brust- oder Herzschmerzen sowie Rückenschmerzen. Kopfschmerzen und Schwindel sind ebenfalls sehr häufig, wie auch allgemeine Erschöpfung. Auch anderen Quellen zufolge ist diese Häufigkeitsverteilung typisch für psychosomatische Beschwerden.

Mediziner haben viele Etiketten für diese Störungen gefunden. Mal werden sie als funktionell, idiopathisch, mal als somatoform oder schlicht als psychosomatisch bezeichnet – was besser klingt, als zu sagen: Wir wissen auch nicht genau, woher das kommt. Für viele Patienten ist es schwierig, die eigene Malaise nicht erklären zu können. »Es geht schließlich immer auch darum, zu Recht krank sein zu dürfen«, sagt Psychosomatik-Experte Henningsen. »Denn in den Augen vieler Patienten und Ärzte sind nur körperliche Beschwerden legitime Beschwerden.« Leid, das durch seelische Nöte ausgelöst wird, gilt als heikel, die meisten Kranken wollen nicht als »Psycho« gelten.

So wird aus Seelenschmerz »richtiger Schmerz«, oder es kommt zu anderen körperlichen Symptomen. Wenn man sich dauerhaft nicht wohl fühlt, ist es wichtig, anerkannt krank zu sein und sich nicht als Simulant oder Schwächling zu fühlen. Wahrscheinlich ist das ein Grund dafür, dass es so viele Menschen nie oder sehr selten erleben, dass ihr Körper ihnen eine schützende und behagliche Behausung bietet. Dann ist es wichtig, sich einen Arzt zu suchen, von dem man sich verstanden fühlt und der einen so berührt, dass die psychischen Schwierigkeiten auch zum Vorschein kommen können.

9
Stresstest

DER ARZT SAGT:
Haben Sie gerade Stress?

DER PATIENT VERSTEHT:
Der denkt, ich mache ihm nur was vor

DER ARZT MEINT:
Typische Symptome bei Überlastung

Was Patienten angeblich wollen

Unter Ärzten gibt es eine beliebte Erklärung dafür, warum Patienten mit psychosomatischen Beschwerden erst so spät einen Arzt finden, der die wahre Ursache ihrer Leiden erkennt: Die Patienten selbst wünschten sich ausschließlich eine körperliche Abklärung und Erklärung ihrer Beschwerden. Sie würden eine psychische Ursache ihrer Symptome nicht gerne akzeptieren, vermuten viele Doktoren. »Ich bin doch nicht verrückt«, lautet die empörte Zurückweisung, wenn Ärzte andeuten, dass auch seelische Probleme der Grund für die Beschwerden sein könnten. Wenn sie ohne Rezept, OP-Empfehlung oder Überweisung für eine invasive Untersuchung die Praxis oder Ambulanz verlassen würden, wären Patienten nicht zufrieden, so die Unterstellung vieler Mediziner.

Das Problem an dieser für Ärzte äußerst bequemen Theorie: Auch wenn sich viele Kranke tatsächlich

10
Abgespeist

DER ARZT SAGT:
Ich habe da was für Sie

DER PATIENT VERSTEHT:
Ich wollte doch meine Probleme mit dem Doktor besprechen und kein Medikament

DER ARZT MEINT:
Rezept ausstellen oder Überweisung schreiben, dann ist Ruhe

dagegen sträuben, dass ihr Seelenzustand erklären könnte, wie es ihnen körperlich geht, legen neuere Forschungsergebnisse anderes nahe: Nach verschiedenen Untersuchungen der Arbeitsgruppe um den klinischen Psychologen Peter Salmon drängen nicht etwa die Patienten auf Hightech-Untersuchungen und fordern Medikamente oder gar eine Operation ein. Es sind vielmehr die Ärzte, die eine solche primär symptomorientierte Diagnostik oder Therapie vorschlagen und die Patienten im Gespräch schon frühzeitig in diese Richtung dirigieren.

Salmon und sein Team von der Universität Liverpool haben Hunderte Arzt-Patienten-Gespräche aufgezeichnet. Dabei zeigte sich, dass die Mehrzahl der Ärzte während der Sprechstunde nur auf die körperlichen Symptome reagierte, die von den Patienten geschildert wurden – obwohl die Kranken durchaus auch emotionale Unterstützung suchten.[4] Mehr als 90 Prozent der Patienten, die mit unerklärbaren Beschwerden in die Praxis kamen, gaben den Ärzten anfangs deutliche Hinweise auf ihre persönlichen Schwierigkeiten und Ängste. Etliche Patienten äußerten sogar, dass ihr Leiden vermutlich psychisch bedingt sei. Oder dass sie sich gerade sehr belastet und ausgelaugt fühlten, aber keine schlüssige Erklärung für ihre Beschwerden hätten.

Mehr als drei Viertel der Ärzte gingen aber nicht auf das Gesprächsangebot der Kranken ein, sondern die Doktoren schlugen das kleine ABC der Medizin vor: Arzneimittel, Bildgebung, Chirurgie. »Würden Ärzte auf die Hilfeschreie ihrer Patienten anders reagieren, ließen sich viele unnötige Maßnahmen in der Medizin vermeiden«, sagt Salmon. Den Patienten täte das ebenfalls gut, denn ihren wahren Nöten kämen die Ärzte dann eher auf den Grund.

Dieses ärztliche Verhalten erinnert an das Gebaren mancher Restaurantbetreiber, die einen Schnaps auf Kosten des Hauses spendieren, wenn sich ein Gast über das Essen beschwert. Dabei hätte der Besucher lediglich gerne ein besseres Essen gehabt und nicht etwas Hochprozentiges hinterher. Ähnlich vor den Kopf gestoßen und irritiert mögen sich etliche Patienten vorkommen, die mit konkreten Vorstellungen zum Arzt gegangen sind, aber dann mit einer Überweisung oder einer Verordnung die Praxis wieder verlassen.

»Viele Ärzte machen wider besseres Wissen mit den Leuten Dinge, die kontraproduktiv sind, etwa eine wiederholte Kernspinaufnahme bei einem Patienten, der Angst vor einem Hirntumor hat«, sagt Peter Henningsen. »Der Patient glaubt so nur immer mehr, dass er eine körperliche Krankheit hat. Und für den Arzt ist es doppelt gut: Mittelfristig bleibt der Patient bei ihm – kurzfristig ist er ihn erst einmal los.«

Medizinisch überflüssige Zusatzuntersuchungen bergen jedoch neben der möglichen Strahlenbelastung oder Komplikationen bei Gewebe- oder Blutentnahmen neue Risiken: Jeder Test kann zu weiteren unklaren Entdeckungen führen und damit zu einem weiteren Krankheitsverdacht, der wiederum neue Untersuchungen nach sich zieht. Als UBOs (Unidentified Bright Objects) sind beispielsweise in der Neurologie die fast immer harmlosen Signalunterschiede in Kernspinaufnahmen bekannt. Die Aufhellungen sind eigentlich ein Bagatellbefund, der aber schnell überbewertet wird, sodass er ein weiteres Mal abgeklärt werden muss. Der Patient wird dadurch nur verun-

11
Ungewissheiten

DER ARZT SAGT:
Das müssen wir immer mal wieder kontrollieren, dann haben wir Gewissheit

DER PATIENT VERSTEHT:
Ich bin chronisch krank

DER ARZT MEINT:
Der Befund ändert sich in den meisten Fällen nicht

sichert und glaubt am Ende, dass er tatsächlich schwer krank sei.

Durch den ärztlichen Aktionismus bekommen Patienten zudem das Signal, dass sie doch Recht haben, wenn sie eine körperliche Ursache ihrer Symptome vermuten. »Der Patient lernt, dass er besser gleich sagen soll, wo es wehtut«, ist Henningsens Erfahrung. »Seine Empfindungen behält er für sich.«

Natürlich liegt es in erster Linie am Gespür des Arztes, ob ihm die seelischen Nöte seiner Patienten überhaupt auffallen und er spürt, wenn etwas nicht stimmt. »Man muss sich irritieren lassen wollen und auf sich selbst hören, wenn etwas nicht zusammenpasst«, verrät der Frankfurter Chirurg Hontschik sein Rezept. »Wenn beispielsweise ein Mann mit einer stark blutenden Wunde kaum darüber klagt, wundert mich das genauso wie einer, bei dem alles zusammenbricht, obwohl es sich nur um eine Bagatellverletzung handelt. Dann hake ich nach.«

Viele Ärzte befürchten allerdings, dass sie ihren Praxisalltag nicht mehr bewältigen können und unendlich viel Zeit verlieren, wenn sie auf die Seelennöte ihrer Patienten genauer eingehen. Doch Bernd Hontschik hält das für unbegründet – im Gegenteil. »Ich spare wahnsinnig viel Zeit, wenn ich die Leute ausreden lasse«, sagt er. »Man muss zuhören, dann ist es raus und auch meistens gut. Wenn ich die Leute hingegen unterbreche, kommen sie immer wieder.«

Die richtigen Worte und Gesten finden

Es gibt Ärzte, die überzeugen durch ihr Auftreten und ihr Einfühlungsvermögen so sehr, dass sie Patienten alles Mögliche verordnen und verschreiben können oder auch zum Abwarten raten, und es geht den Kranken hinterher besser. Andere Mediziner kennen hingegen die allerneuesten Erkenntnisse aus den weltweit besten Fachzeitschriften wie dem *New England Journal of Medicine* oder dem *Lancet*, sie behandeln ihre Patienten nach den aktuellsten wissenschaftlichen Leitlinien, können aber dennoch nur mäßige Erfolge erzielen. Ohne sich auf die Patienten wirklich einzulassen, ihnen zuzuhören und ihre tatsächlichen Sorgen und Probleme zu erkennen, verliert die moderne Medizin an Wert und Wirksamkeit. Das ist den meisten Ärzten zwar theoretisch bekannt, wird in der Praxis aber noch immer nicht ausreichend beachtet.

Ärzte, die einmal erfahren haben, wie heilsam ihre Worte sein können, verordnen dieses ebenso einfache wie wirkungsvolle Rezept immer wieder. Placeboforscher wissen, dass neben einer hoffnungsfrohen Erwartungshaltung auch positive Erfahrungen mit einer Behandlung dazu beitragen, die Symptome zu lindern. Der Patient kann demnach einiges für seine Gesundung tun. Damit dies auch gelingt, sollte der Arzt allerdings überzeugend vermitteln, wie sehr auch er an den Erfolg der Therapie glaubt.

»Placebos können so effektiv wirken wie Doping – aber sie sind legal«, sagt Fabrizio Benedetti, Neurowissenschaftler aus Turin. In vielen Versuchen konnte der

12
Medizinischer Fortschritt

DER ARZT SAGT:
Heute kann man da etwas machen

DER PATIENT VERSTEHT:
Eigentlich ist es ein Todesurteil

DER ARZT MEINT:
Die Heilungschancen liegen mittlerweile bei fast 100 Prozent

Forscher bereits zeigen, wie die Erwartung der Patienten ihre Leistung oder den Erfolg einer Therapie steigert. Benedetti ist überzeugt: »Es geht auch ganz ohne Medikamente.« Wer glaubt, er habe ein kraftsteigerndes Mittel getrunken, leistet auch mehr – an Benedettis Fitnessgeräten zeigt sich die ungeheure Kraft von Stoffen, die nur aus Sicht derjenigen wirken, die sie trinken.

So schien ein junger Mann in Benedettis Labor plötzlich ungeahnte Kräfte zu entwickeln. Hatte er seine Beine zuvor nur fünfmal strecken können, bezwang er die Aufgabe an dem Fitnessgerät nun immerhin achtmal. Das musste an dem starken Kaffee liegen, den es zwischendurch zu trinken gab. Zumindest glaubte er das.

Dabei hatte er ein Getränk zu sich genommen, das zwar wie Kaffee schmeckte, aber weder Koffein noch irgendeinen anderen stimulierenden oder gar kräftigenden Wirkstoff enthielt. Die Forscher, die ihre Probanden im Kraftraum schwitzen ließen, wollten bei ihnen lediglich die Illusion erzeugen, dass Koffein die Leistung steigere. Deshalb reduzierten sie während der ersten Schlucke auch unbemerkt die Gewichte. Als der Widerstand der Kraftmaschine später wieder auf den ursprünglichen Wert erhöht wurde, gelang es allen Versuchsteilnehmern, die Beine häufiger gegen den Widerstand zu strecken. Das gute Gefühl verlieh ihnen Stärke. Der Placebo-Effekt hatte zugeschlagen.[5]

Die Medizin kennt das Phänomen bereits seit vielen Jahrtausenden, früher setzten Heiler und Ärzte den Placebo-Effekt (der lateinische Ausdruck *placebo* bedeutet »ich werde gefallen«) sogar gezielt ein. Sie verordneten ihren Patienten Kuren, die im besten Fall pharmakologisch unwirksam, im schlechtesten Fall sogar gefährlich waren, und betonten zugleich theatralisch deren Wirksamkeit. Willig schluckten die Kranken Arsen, bleihaltige Tinkturen oder Urin – und hatten, sofern sie es überlebten, das Gefühl, durch eine wundersame Arznei wieder genesen zu sein.

Heute sehen viele Ärzte im Placebo-Effekt allenfalls eine nebulöse Nebenwirkung, die sich nicht steuern lässt und die klare Beziehung von Ursache und Wirkung stört. Für die meisten Patienten ist der Begriff Placebo sogar noch negativer besetzt und gleichbedeutend mit wirkungslos.

Dabei fühlen sich Patienten in Deutschland von ihrem Arzt häufig nicht verstanden und zu schnell abgefertigt. Das sind keine Vorurteile, sondern zeigt sich immer wieder in Umfragen oder Studien. Demnach lassen sich Mediziner durchschnittlich weniger als acht Minuten Zeit pro Patient. 46 Prozent der Patienten sagen, dass sie von ihrem Arzt nie oder selten über die Ziele der Behandlung aufgeklärt werden. Das ist nicht nur ein Ärgernis, es gefährdet auch den Behandlungserfolg. Denn Ärzte wissen seit langem, dass ein gutes Verhältnis zwischen Therapeut und Patient entscheidend zur Heilung beiträgt.

Es kommt eben nicht nur auf die Inhaltsstoffe eines Medikaments an. Mindestens so wichtig für Heilerfolg und Tränenstopp sind Zuwendung und Trost, die mitverabreicht werden. Psychosomatisch orientierte Ärzte versuchen diese Erkenntnisse zu nutzen. »Eine Therapie oder Diagnose hat nicht bei jedem Menschen die gleiche vorhersagbare Wirkung«, sagt Chirurg Bernd Hontschik. »Das ist bei jedem Patienten anders und davon abhängig, welche Bedeutung der Therapie und dem

13
Was hat er bloß?

DER ARZT SAGT:
Das kann gar nicht wehtun

DER PATIENT VERSTEHT:
Ich gehe hier vor Schmerzen gleich ein, und der denkt, ich bilde mir das nur ein

DER ARZT MEINT:
Komisch, normalerweise vertragen die Patienten diese Behandlung gut

Wort des Arztes zugewiesen wird.« Abhängig von der Erwartung werden die entsprechenden Botenstoffe im Gehirn aktiviert und wirksam.

Hoffnung, Zuversicht und positive Erwartungen sind machtvolle Therapeutika in der Hausapotheke der Medizin. Sie können den Behandlungserfolg erheblich steigern. Gute Ärzte versuchen diese Ressourcen der Patienten zu aktivieren. Nach der Medikamentengabe, aber auch im zugewandten Gespräch verstärkt der Placebo-Effekt die erwünschte Wirkung und trägt so zur Genesung oder Schmerzlinderung bei. Für negative Gefühle und Erwartungen gilt umgekehrt das Gleiche: Wer nicht damit rechnet, dass ihm eine Tablette oder Infusion hilft, oder gar vermutet, dass die Krankheit sowieso den schlimmsten Verlauf nimmt, der hat oft auch schlechtere Aussichten auf Heilung und einen geringeren Therapieerfolg, wofür Forscher den Begriff Nocebo-Effekt verwenden.

Dr. med. Gedankenlos

Gut gemeint ist nicht immer gut gemacht. Ärzte wollen ihre Patienten zwar in den seltensten Fällen verprellen und kränken, aber manchmal rutscht ihnen eben doch eine Bemerkung heraus, die nicht nur missverständlich, sondern auch schädlich ist. Manche Ärzte brüsten sich beispielsweise gerne mit eigenen Heldentaten oder sie zeigen überdeutlich, wie wenig sie von der Therapie halten, die der Patient zuvor von einem anderen Arzt bekommen hat, in dessen Behandlung er jahrelang war.

Ärzte setzen andere Mediziner gelegentlich herab, um sich selbst zu erhöhen. Dabei wirkt es sich oft positiv auf den Heilungsverlauf aus, wenn sich ein Patient bei seinem Arzt aufgehoben fühlt und zudem den Eindruck hat, bei einem Fachmann und Könner gelandet zu sein. Das kann ein Doktor seinem Patienten aber auch vermitteln, ohne den Kollegen schlechtzumachen. Das gibt den Kranken sonst das ungute Gefühl, die Behandlung zuvor war wertlos und unergiebig, und der mögliche Therapieerfolg wird zunichtegemacht.

Der Satz: »Da haben Sie ja schon einiges Unnötiges über sich ergehen lassen müssen«, kann ähnlich verheerend wirken. Auch wenn der Arzt damit vielleicht nur zeigen will, dass er selbst auf dem neuesten Stand der Forschung ist und genau weiß, welche Therapie für

14
Freie Berufe

DER ARZT SAGT:
Was hat der Kollege denn da mit Ihnen angestellt?

DER PATIENT VERSTEHT:
Die ganze bisherige Behandlung war nutzlos

DER ARZT MEINT:
Interessanter Therapieansatz, aber ich bleibe lieber bei meiner Methode

den Patienten die beste ist (und der Patient sie zuvor eben nicht erhalten hat), bewirkt die abschätzige Bewertung des anderen Arztes beim Patienten nichts Gutes. Der Kranke denkt vielmehr, dass er nutzlose Medikamente geschluckt hat oder sich gar unnötigerweise operieren ließ. Der Patient kann daran nichts mehr ändern, sieht aber seinen kompletten bisherigen Krankheitsverlauf entwertet.

Es sind aber nicht nur derartige Bemerkungen, die Patienten schaden können, auch mit ihrem Auftreten brüskieren Ärzte immer wieder Kranke. Die Mediziner würden vermutlich etwas daran ändern, wenn sie sich in die Lage ihrer Patienten hineinversetzten und sich vorstellten, wie sie wirken.

»Er hat mich nicht mal angeschaut«

Es gibt etliche Verhaltensweisen, die dem Patienten das Gefühl geben, dass er von seinem Arzt nicht richtig behandelt wird. Ebenso typisch wie inakzeptabel ist es beispielsweise, wenn der Arzt beim Gespräch mit dem Patienten permanent auf den Computerbildschirm schaut. Das vermittelt dem Kranken – womöglich zu Recht – den Eindruck, dass sich der Arzt nicht für ihn interessiert. Auch wenn manche Ärzte sagen, sie würden durch diese »Technik« wichtige Notizen und Befunde gleich mitschreiben können und daher Zeit sparen, muss sich ein Patient eine solche Respektlosigkeit nicht bieten lassen.

Ärzten ist zwar nichts Menschliches fremd. Patienten in Unterwäsche oder ganz nackt im Untersuchungsraum herumstehen zu lassen oder sie halbnackt auf einer Behandlungsliege zurückzulassen, wenn dabei die Tür offensteht, tastet dennoch die Würde der Kranken an. Auch wenn es die Tür zum Behandlungstrakt und nicht zum Wartebereich ist, die offen bleibt, verletzt das die Intimität. Und bei der Untersuchung des Bauchraumes, bei der die Patienten ihre Unterwäsche ablegen müssen, zeugt es von Diskretion, wenn die Ärzte den Schambereich abdecken, während sie den Ober- und Mittelbauch untersuchen.

Die Haltung während des Gesprächs oder der Untersuchung kann Patienten ebenfalls entgegenkommen: Es macht bereits einen Unterschied, ob Ärzte direkt neben den Patienten stehen und – im wahrsten Sinne des Wortes – von oben herab zu ihnen und über sie reden, oder ob sie sich etwas hinunterbeugen, sich neben sie setzen oder in die Knie gehen, um auf Augenhöhe zu reden. Aus der ungewohnten Sicht des Liegenden sieht vieles anders aus – erst recht im Krankenhaus. Das gilt auch bei kleineren Eingriffen ohne Narkose, etwa wenn ein Venenkatheter am Hals oder Schlüsselbein gelegt wird. Erst von Angesicht zu Angesicht dem Patienten erklären, was gleich geschehen wird – dann kann der Arzt auch von hinten am Kopf vorbei den venösen Zugang in das Blutgefäß schieben.

Während der Untersuchung das Gesicht zu verziehen, ist ebenfalls sehr heikel. Natürlich ist der Arzt auch nur ein Mensch, aber die hochsensible Erwartungshaltung etlicher Patienten führt eben dazu, dass sie jedes kleine Zucken des Augenlides und jedes Stirnrunzeln als untrügliches Zeichen für eine Verschlechterung der Prognose halten. Man stelle sich als Arzt nur die groteske Perspek-

15
Nicht ganz bei der Sache

DER ARZT MACHT:
Schaut die ganze Zeit auf den Computerbildschirm

DER PATIENT VERSTEHT:
Ich interessiere den einen Dreck

DER ARZT MEINT:
Muss noch schnell die Befunde eingeben, während der Patient langatmig seine Beschwerden schildert

tive einer Patientin beim Gynäkologen vor: »Er schaut von der anderen Seite in mich hinein – und ich sehe nur den oberen Teil seines Kopfes«, wie es eine Bekannte anschaulich formulierte.

16
Blutiger Ernst

DER ARZT SAGT:
Das blutet jetzt ein bisschen

DER PATIENT VERSTEHT:
Blut, Blut, Blut

DER ARZT MEINT:
Das ist nicht schlimm, aber auf ein paar Tropfen sollten Sie vorbereitet sein

17
Auf Rezept

DER ARZT SAGT:
Jetzt probieren wir mal dieses Mittel

DER PATIENT VERSTEHT:
Der Arzt weiß keinen Rat, verschreibt mir einfach irgendwas

DER ARZT MEINT:
In der Regel hilft das meinen Patienten

Unbedachte Äußerungen

Dem guten Arzt ist das Wort das wichtigste therapeutische Hilfsmittel überhaupt. Es kann mächtiger sein als jedes Medikament und jedes Skalpell. Deshalb hat der ungarische Psychoanalytiker Michael Balint schon früh den Begriff von der »Droge Arzt« geprägt. Mit ihren Worten können Ärzte aber auch alles zunichtemachen. Im Sommer 2012 haben Mediziner im *Deutschen Ärzteblatt* deshalb ihren Kollegen eindrucksvoll gezeigt, mit welchen Sätzen Ärzte ihren Patienten Schaden zufügen können.[6] Als wir kurz darauf eine entsprechende Grafik mit den schädlichsten Äußerungen von Medizinern in der *Süddeutschen Zeitung* abdruckten, berichteten viele Ärzte, sie hätten sich die Seite im Arztzimmer aufgehängt.

Besonders im Klinikalltag unterlaufen Ärzten wie Pflegekräften leicht unbedachte Äußerungen, die vielleicht hilfreich gemeint sind, aber fatale Wirkungen auslösen können. Gerade ängstliche Patienten legen jedes Wort auf die Goldwaage.

Fallen in der Klinik Sätze wie »Vielleicht hilft dieses Medikament ja« oder »Probieren wir mal dieses Mittel«, können Patienten massiv verunsichert werden. Und anschaulich gemeinter Fachjargon (»Wir schneiden Sie jetzt in viele dünne Scheiben« vor dem CT) oder eine missverständliche Entwarnung (»Die Suche nach Metastasen verlief negativ«) bewirken eher Sorge statt Beruhigung.

Durch ungeschickte Fragen können Patienten überhaupt erst auf Nebenwirkungen aufmerksam gemacht werden: »Ist Ihnen übel?« oder »Rühren Sie sich, wenn Sie Schmerzen haben« gehören beispielsweise dazu. Auch bei Verneinungen und Verharmlosungen steht besonders der negative Aspekt im Vordergrund: »Sie brauchen jetzt keine Angst zu haben« oder »Das blutet jetzt ein bisschen« sind Beispiele dafür. Emotional kommt dann bei den Patienten an »Angst« und »es blutet«. Eine Verneinung kann man sich nicht bildhaft vorstellen, genauso wie es unmöglich ist, *nicht* an einen rosa Elefanten zu denken, wenn man dazu aufgefordert wird.

Der ärztliche Jargon, wonach ein Test oder eine Untersuchung negativ verlaufen ist, irritiert ebenfalls viele Patienten. Das Wort »negativ« wird nun mal umgangssprachlich mit einer schlechten Nachricht verbunden. Ein negativer Befund, eine Tumorsuche, die negativ verlaufen ist und ein negatives Untersuchungsergebnis – wie etwa ein negativer HIV-Test – bedeuten ja positive Nachrichten, nämlich dass nichts Beunruhigendes gefunden wurde. Die wenigsten Patienten verstehen das jedoch auf Anhieb, oder es gelingt ihnen nicht, dem Wort »negativ« eine erfreuliche Bedeutung beizumessen.

18
Tiefer Schlummer

DER ARZT SAGT:
Wir schläfern Sie jetzt gleich ein

DER PATIENT VERSTEHT:
Ich werde nie mehr wach werden

DER ARZT MEINT:
Gleich beginnt die Narkose zu wirken

19
Angstgetrieben

DER ARZT SAGT:
Wir schneiden Sie jetzt in ganz dünne Scheiben

DER PATIENT VERSTEHT:
Jetzt geht es mir an den Kragen

DER ARZT MEINT:
Im Kernspin oder CT kann vom Körper Schicht für Schicht ein Bild aufgenommen werden

20
Negativ-Auslese

DER ARZT SAGT:
Die Suche nach Metastasen verlief negativ

DER PATIENT VERSTEHT:
O nein, ein negatives Ergebnis

DER ARZT MEINT:
Prima, wir haben keine Absiedlungen gefunden

Beim Aufklärungsgespräch wird das Dilemma, in dem Ärzte stecken, besonders deutlich. Die Doktoren sind dazu verpflichtet, möglichst umfassend über mögliche Risiken und Nebenwirkungen zu sprechen und zu erklären, was sie vorhaben – doch die mehrseitigen Aufklärungsbögen und Beipackzettel verunsichern viele Patienten eher, als dass sie zur Beruhigung beitragen. Ärzte sollten daher stärker betonen, wie verträglich eine Therapie ist oder mit den Patienten verabreden, dass sie nicht wollen, dass über jede potenzielle Nebenwirkung gesprochen wird.

Ausgeliefert und verunsichert

In der Medizin ist er so etwas wie der Yeti für den Bergsteiger. Alle reden von ihm, in Fallberichten wurde er sogar schon vereinzelt beschrieben, Patienten sehnen ihn herbei, und jeder hat schon mal von dem ominösen Fabelwesen gehört. Nur getroffen hat ihn noch keiner, und wenn, dann tritt er nicht in Rudeln, sondern als Einzelgänger auf: Die Rede ist von dem ebenso verständnisvollen wie einfühlsamen Arzt, der gleichzeitig ein großer Könner seines Fachs ist und technisch wie wissenschaftlich voll auf der Höhe. Der zuhört und nur dann redet, wenn es passt. Im Kater nach der Narkose und unter dem Einfluss halluzinogener Pflanzenextrakte mag ihm der ein oder andere Patient schon begegnet sein, so wie mancher Bergsteiger im Höhenkoller schon den Schneemenschen gesehen haben will.

Wer definitiv nicht zu dieser weltweit gesuchten Spezies Arzt gehört, ist aber jener junge Mediziner, der an einem Großklinikum in einer süddeutschen Stadt tätig ist. Gegenüber dem verängstigten Patienten hat der Arzt sich eher grob verhalten. Nach der ambulanten Untersuchung in der Radiologie teilte er dem Patienten mit, dass mit seinen Aufnahmen etwas nicht in Ordnung sei. Es war bereits später Nachmittag. Der Arzt meinte allerdings nicht die technische Qualität der Bilder, sondern den Körper des Kranken. Er selbst sei aber noch zu jung und habe zu wenig Erfahrung für eine abschließende Diagnose. Er könne daher nur an seinen Ober- oder gar an den Chefarzt verweisen. Das sieht aber gar nicht gut aus, sagen manche Yetis in solchen Fällen.

Auf den ersten Blick zeugt es gerade in der Medizin von weiser Zurückhaltung, seine eigenen Schwächen und Ausbildungsdefizite einzugestehen und die Patienten an ein Kompetenzteam im Hintergrund zu verweisen. Das gilt aber nur, wenn das Kompetenzteam auch erreichbar ist. Auf den zweiten Blick zeigt die ebenso ruppige wie ungenaue Offenheit, warum sich manche Mediziner eben doch besser in den abgedunkelten Katakomben der Radiologie vor ihren Patienten verstecken und den direkten Kontakt meiden sollten.

Denn leider fand die radiologische Untersuchung am Nachmittag des letzten regulären Arbeitstages vor Ostern statt. Und leider ist es an solchen Tagen in der Radiologie noch

21
Lass es raus

DER ARZT SAGT:
Ist Ihnen übel?

DER PATIENT VERSTEHT:
Gleich wird mir wohl schlecht werden

DER ARZT MEINT:
Manche Patienten vertragen die Therapie nicht so gut

22
Endzeitstimmung

DER ARZT SAGT:
Das sieht aber gar nicht gut aus

DER PATIENT VERSTEHT:
Es geht dem Ende zu

DER ARZT MEINT:
Ich verstehe nicht genug davon und hole einen älteren Kollegen

23
Ansichtssache

DER ARZT SAGT:
Da ist etwas Auffälliges im Röntgenbild

DER PATIENT VERSTEHT:
Er hat einen Krebsherd gefunden

DER ARZT MEINT:
Wahrscheinlich überlagern sich zwei Blutgefäße

24
Ausgesessen

DER ARZT SAGT:
Setzen Sie sich erst mal

DER PATIENT VERSTEHT:
O Gott, er hat schlechte Nachrichten

DER ARZT MEINT:
Jetzt kann ich in Ruhe Entwarnung geben

dunkler und leerer als sonst. Bedauerlicherweise waren am Karfreitag weder der Chefarzt noch sein Oberarzt für den Patienten zu erreichen. Am Karsamstag auch nicht. Am Ostersonntag auch nicht, ebenso wenig am Ostermontag. Man muss Verständnis dafür haben, dass leitende Ärzte auch mal frei machen wollen und nicht ständig in Rufbereitschaft sind.

Am Dienstag nach Ostern, die Untersuchung lag inzwischen schon fünf Tage zurück, gelang es dem Patienten endlich, den Chefarzt der Klinik ans Telefon zu bekommen. Der Patient hatte über Ostern kaum geschlafen, so beunruhigt war er wegen des unklaren Befundes. Da er früher an einer Tumorerkrankung gelitten hatte, machte er sich fürchterliche Sorgen, dass sein Krebs jetzt zurückgekommen sein könnte. Mit dem Chefarzt konnte er sein Anliegen immerhin sofort besprechen, und noch am selben Vormittag fuhr er in die Klinik zum persönlichen Gespräch. Er rechnete mit dem Schlimmsten, und das wollte er von Angesicht zu Angesicht erfahren.

Der Chefarzt war freundlich und verbindlich, er spürte die Anspannung des Patienten und klemmte daher schnell die Röntgenbilder vor den Leuchtschirm, wie es der Radiologen Art ist. Nur kurz betrachtete er die Aufnahmen. Der Patient bebte innerlich und erwartete jede Sekunde die furchtbare Diagnose. »Es ist alles in bester Ordnung«, sagte der Mediziner. Um seine Aussage zu bekräftigen, ergänzte er: »Sie müssen sich nicht beunruhigen, auf diesen Bildern kann man wahrlich nichts Auffälliges entdecken. Kein Grund zur Panik.« Der Patient hätte vor Erleichterung sogar einen Yeti umarmt. Erst als er die Klinik verlassen hatte, kam dann doch die Wut über die fünf schlimmsten Tage seines Lebens in ihm hoch.

Blutwerte ohne Wert:
Fetisch Tumormarker

Sie gelten unter Ärzten wie Patienten als Fetisch. Auf kaum eine Untersuchung sind Kranke und Gesunde so fixiert wie auf die Bestimmung von Biomarkern. Kranke befürchten einen Anstieg des Wertes, der für sie gleichbedeutend mit dem nahen Ende ist. Ärzte sehen sie als untrügliches Zeichen für eine Verschlechterung oder Verbesserung der Prognose. Tumormarker gelten als unbestechliche Indikatoren dafür, ob ein Krebs aggressiv weiterwuchert, vor sich hinschlummert oder gar besiegt worden ist. Die regelmäßige Messung dieser Blutwerte ist zudem ein lukratives Geschäft.

Verantwortungsvolle Ärzte wissen aber längst, dass es unseriös wäre, allein anhand dieser Marker auf den Verlauf des Leidens oder mögliche Therapieerfolge zu schließen. Manche Marker sind sogar völlig ohne Sinn und sagen gar nichts aus. Sie sollten am besten überhaupt nicht bestimmt werden. Deswegen schlagen unabhängige Ärzte auch immer wieder Alarm in Fachzeitschriften. Sie belegen dann, wie die Aussagekraft von Biomarkern auch in der Fachwelt oft übertrieben dargestellt wird und Ärzte zu ebenso voreiligen wie falschen Schlüssen verleitet.

Die Präventionsexperten John Ioannidis und Orestis Panagiotou von der Universität Stanford haben ein-

25
Laborkosmetik

DER ARZT SAGT:
Blutwert X hat sich seit dem letzten Mal verändert

DER PATIENT VERSTEHT:
Schweres Leid droht

DER ARZT MEINT:
Wert X sollten wir beim nächsten Mal wieder kontrollieren

drucksvoll gezeigt, dass Ärzte die Bedeutung der Biomarker oft falsch bewerten.[7] »Man sollte den größeren Zusammenhang sehen«, sagt Ioannidis. »Und angebliche wissenschaftliche Beweise müssen genauer hinterfragt werden.« In 29 von 35 Beispielen waren die ersten Berichte massiv übertrieben; spätere gründliche Analysen relativierten dann die angeblichen Risiken, wenn Biomarker im Blut erhöht waren. Trotzdem wurden Studien mit extremen Ergebnissen viel häufiger zitiert und von anderen Ärzten wahrgenommen.

Eine Studie an 33 Familien, in denen das mutierte Brustkrebsgen BRCA 1 gehäuft auftrat, ergab beispielsweise, dass Angehörige auch ein mehr als vierfach erhöhtes Risiko für Dickdarmkrebs in sich trugen. Die kleine Studie aus dem Jahr 1994 wurde mehr als tausendmal in der Fachliteratur zitiert und von vielen Ärzten wahrgenommen. Später wurden in einer Überblicksarbeit die Daten Hunderter Familien mit diesem Gendefekt ausgewertet. Diese umfangreichere Analyse zeigte, dass die Risiken für einen Darmtumor viel geringer und in einigen Untersuchungen gar nicht vorhanden waren. Diese Studie wurde jedoch nur 26-mal zitiert und von keinem Arzt registriert.

Ärzte scheinen eine Vorliebe für beeindruckende Risikovorhersagen zu haben, denn viel öfter berufen sie sich auf jene Studien, in denen die Gefahren schillernd ausgemalt wurden. »Forscher interpretieren ihre Daten kreativ – so funktioniert Wissenschaft nun mal und wir wollen auch niemanden an den Pranger stellen«, sagt Ioannidis, der immer wieder die Glaubwürdigkeit und Genauigkeit von Forschungsergebnissen hinterfragt.

»Aber man muss sich die Beweise genau anschauen und die Ergebnisse verifizieren und wiederholen, bevor man sie als Faktum hinnimmt.«

»Biomarker haben eine nicht gerechtfertigte Euphorie ausgelöst«, sagt der Berliner Onkologe Wolf-Dieter Ludwig, Vorsitzender der Arzneimittelkommission der Deutschen Ärzteschaft. »Sie sind kaum aussagekräftig, denn die meisten Daten wurden rückwirkend erhoben. Man kann daher nicht sagen, welche Patienten von einer Therapie besonders profitieren.« Viele Krebsmittel wirken nur bei 25 Prozent der Kranken. Theoretisch könnten Biomarker anzeigen, bei welcher Untergruppe die Behandlung etwas nützt und bei welcher Mehrheit der Patienten sie überflüssig ist, doch diese Daten gibt es nicht.

Auch die Aussagekraft der Homocystein-Konzentration im Blut ist stark überbewertet worden. 1991 zeigte eine Studie, dass bei 16 von 38 Patienten mit Schlaganfall, bei 7 von 25 Patienten mit arterieller Verschlusskrankheit und bei 18 von 60 Kranken mit engen Herzkranzgefäßen erhöhte Werte der Aminosäure vorlagen. In einer Vergleichsgruppe gesunder Erwachsener wiesen hingegen alle normale Blutspiegel auf – von einer mehr als 20-fach erhöhten Gefahr schrieben daraufhin die Forscher.

Die Studie wurde 1450-mal zitiert; Homocystein ist seitdem in Ärztekreisen als Risikofaktor für Herzkreislaufleiden etabliert. Eine Studie an mehr als 16 000 Patienten aus dem

26
Scharfe Kurven

DER ARZT SAGT:
Beachtliche Schwankungen Ihrer Blutwerte

DER PATIENT VERSTEHT:
Die Krankheit ist weiter fortgeschritten

DER ARZT MEINT:
Erstaunlicher Verlauf, aber alles noch im Normbereich

27
Eine Frage der Schmerzschwelle

DER ARZT SAGT:
Das wird jetzt ein bisschen wehtun

DER PATIENT VERSTEHT:
Ich muss mich auf höllische Schmerzen einstellen

DER ARZT MEINT:
Ein kleiner Piekser, dann ist es vorbei

28
Durchhalteparolen

DER ARZT SAGT:
Sie schaffen das schon

DER PATIENT VERSTEHT:
Er traut mir das nicht zu und meint, mich jetzt besonders aufmuntern zu müssen

DER ARZT MEINT:
Bald ist er wieder fit

Jahr 2000 ergab zwar nur ein 1,5-fach erhöhtes Risiko, wurde aber kaum wahrgenommen und nur 37-mal zitiert. Immerhin erstatten die Krankenkassen den knapp 30 Euro teuren Test nur noch in Ausnahmefällen. Trotzdem werden diese und ähnliche Blutuntersuchungen Patienten weiterhin als Individuelle Gesundheitsleistungen (IGeL) in der Arztpraxis angeboten, die sie selbst zahlen müssen.

»Viele Biomarker-Studien sind methodisch zweifelhaft, haben zu wenige Teilnehmer und beschränken sich nur auf Extremfälle«, kritisiert der Epidemiologe Patrick Bossuyt von der Universität Amsterdam. »Trotzdem werden zu hohe Erwartungen geweckt und zwischen Hoffnung und Hype besteht oft nur ein schmaler Grat.« Werden die Wirkungen derart übertrieben, sind Enttäuschungen allerdings unausweichlich – und Patienten sorgen sich zu Unrecht, wenn ihre Werte erhöht sein sollten.

Gute Hoffnung, schwer enttäuscht

Wenn der Schwangerschaftstest positiv ausfällt und ein junges Paar zum ersten Mal Eltern wird, ist das eines der aufregendsten Erlebnisse, die es im Leben geben kann. Vorfreude, Spannung und euphorische Glückseligkeit sind manchmal einfach überwältigend, gleichzeitig stellen sich aber bei vielen Paaren die ersten bangen Fragen ein: Wie anstrengend wird die Schwangerschaft, wie belastend die Geburt? Und schaffen wir das als Paar überhaupt, das Leben zu dritt organisiert zu bekommen? Kriegen wir die neue Situation gut in den Griff? Wie verändern sich die beruflichen Aussichten für uns? Welche Auswirkungen hat das Kind auf unsere Paarbeziehung?

Vermutlich wird mit Ankunft des neuen Erdenbürgers nichts mehr so sein wie zuvor. Er stellt das Leben seiner Eltern auf den Kopf, bevor er überhaupt auf der Welt ist. Und in dieser unsicheren, ambivalenten Phase können unbedachte Äußerungen von Ärzten erst recht Irritationen auslösen.

Gesund auf Probe

Die meisten werdenden Eltern sind zunächst einfach nur froh darüber, dass sie ein Kind bekommen werden. Doch die Frage, ob alles mit ihm in Ordnung ist und ob es gesund sein wird, stellt sich spätestens beim ersten Arztbesuch der Schwangeren ein. Es gibt wohl nur

29
Wo ist der Magen?

DER ARZT SAGT:
Ich kann den Magen nicht finden

DER PATIENT VERSTEHT:
Mein Kind ist schwerkrank, behindert, dem Tod geweiht

DER ARZT MEINT:
Ich brauche endlich ein neues Ultraschall-Gerät

30
Eine Frage der Einstellung

DER ARZT SAGT:
O, der Kopf ist ein bisschen groß

DER PATIENT VERSTEHT:
Wasserkopf, geistige Behinderung ein Leben lang – dabei haben wir uns so sehr über die Schwangerschaft und auf das Kind gefreut

DER ARZT MEINT:
Ich muss den Schallkopf anders einstellen oder in einem anderen Winkel halten

wenige Momente, in denen der Blick auf den Gesichtsausdruck des Arztes von so viel Ungeduld und gespannter Erwartung geprägt ist. Wird er nach dem ersten Ultraschall ebenso beruhigend wie wissend lächelnd und sagen, dass sich die Eltern keine Sorgen zu machen brauchen? Oder verrät sein Zögern, dass er etwas Auffälliges gefunden hat?

Welcher Arzt welcher Schwangeren am besten entspricht, hängt stark vom Typus und von den bisherigen Erfahrungen ab. Manche bevorzugen einen gesprächigen Doktor, andere eher den schweigsamen Vertreter seiner Zunft. Ein Paar erlebte während der Kontrolluntersuchung in der Schwangerschaft einen äußerst wortkargen Arzt. Ihr gefiel das, sie schätzt ihn als den besten Arzt für derartige Situationen, den sie kennt. Zur Begrüßung murmelte der Doktor nur ein aufmunterndes »Und?«. Dann Schweigen. Als sie ihre bisherige Schwangerschaft geschildert hatte, schwieg der Arzt weiter. Dann deutete er wortlos auf die Liege für die Ultraschalluntersuchung. Sie legte sich hin, und dann ließ sich der Arzt zu Beginn der Untersuchung zu einem wahrhaft langen Satz hinreißen: »Nicht wundern, ich sage jetzt erst mal eine Weile nichts.«

Auch bei den Info-Abenden in der Geburtsklinik tauchen häufig irritierende Themen auf, die manche Paare verunsichern. Frauen stellen hier eher Fragen, etwa ob sie den Mutterkuchen nach der Niederkunft mitnehmen können und ob das Team im Krankenhaus auch auf eine Niederkunft am Seil, auf dem Hocker oder auf eine Wassergeburt vorbereitet ist.

Männer interessieren sich hingegen stärker für Zahlen und Fakten und fragen den Arzt beim Info-Abend daher, wie hoch die PDA-Rate ist – also die Häufigkeit der Narkosen, die im Lendenbereich des Rückenmarks gesetzt werden. Wie viele Kinder in der Klinik mittels Kaiserschnitt zur Welt kommen, wird ebenfalls oft angesprochen. Beide Fragen verraten die der Schulmedizin gegenüber kritisch eingestellten Anhänger der natürlichen Geburt, die – wenn möglich – keine Anästhesie und erst recht keine Operation wollen.

Natürlich müssen Ärzte Schwangere darauf hinweisen, wenn sie mit Komplikationen während der Geburt rechnen und es aufgrund der Lage des Babys oder anderer medizinischer Gründe zu erwarten ist, dass die Entbindung nicht ohne Probleme ablaufen wird. Aber es verunsichert werdende Eltern unnötigerweise, wenn bei jeder anstehenden Geburt gleich auf die umfassende Ausrüstung der Klinik für den Fall der Fälle hingewiesen wird.

Die Schwangerschaft als Risiko

Seit Jahrtausenden bekommen Frauen Kinder, und seit Jahrtausenden geht das in den allermeisten Fällen gut. Manchmal gibt es allerdings Komplikationen und die Mutter oder

31
Drastische Warnung

DER ARZT SAGT:
Ihr Rückenmark könnte abgequetscht werden

DER PATIENT VERSTEHT:
Gleich bin ich gelähmt

DER ARZT MEINT:
Einen Moment stillhalten, bitte

32
Sicherheitsbedenken

DER ARZT SAGT:
Gehen Sie zur Geburt in die Uniklinik, da sind alle technischen Möglichkeiten vorhanden, wenn etwas schiefgehen sollte

DER PATIENT VERSTEHT:
Er weiß, dass mit unserem Kind etwas nicht stimmt

DER ARZT MEINT:
Sicher ist sicher

das Kind erleiden Schäden. Die moderne Medizin hat viel dazu beigetragen, dass immer mehr Kinder gesund auf die Welt kommen und die Leiden für die Mütter deutlich verringert worden sind. Trotzdem behandelt die Medizin Schwangere häufig so, als wären sie krank – und als sei die Schwangerschaft ein Leiden, das es zu kurieren gelte.

Jede Schwangerschaft bringt Risiken mit sich, je höher das Alter der Frau, desto mehr. Durch das zusätzliche Gewicht, durch hormonelle Veränderungen und die Umverteilung des Blutes werden Thrombosen wahrscheinlicher. Zudem droht mit zunehmendem Alter eine sogenannte Schwangerschaftsvergiftung mit Bluthochdruck und Nierenschäden. Schwangerschaft und Geburt stellen eine erhöhte Belastung für Herz und Kreislauf dar, auch das ist richtig. Aber wenn Ärzte deshalb die Schwangerschaft von vornherein pathologisieren, nehmen sie vielen werdenden Eltern die Vorfreude.

»Haben Sie schon an eine vorgeburtliche Untersuchung gedacht?«, werden Schwangere von ihren Frauenärzten oft gefragt. Das vermittelt: Ständig drohen Gefahren. Schließlich droht bereits mit der Zeugung Ungemach; genau genommen sogar schon vorher, wenn beispielsweise die Erbanlagen in den Keimzellen ungünstig verteilt oder verändert sind. Der Zustand der Gesundheit und Unversehrtheit ist demnach permanent prekär. Jederzeit, in jedem Entwicklungsstadium und in jedem Alter kann das Schicksal ebenso plötzlich wie wuchtig Krankheit, Leid und Tod bringen.

Schicksal? Gesunde, Patienten und erst recht viele Ärzte haben sich daran gewöhnt, Grundbedingungen des Lebens wie Geburt und Tod nicht mehr als unverfügbares Geschick zu verstehen, sondern als individuell gestaltbare Prozesse, die medizinisch-technisch manipuliert, beschleunigt oder verzögert werden können. Etliche Ärzte aber auch Eltern haben den Anspruch und die Wahrnehmung, das Leben und besonders ein gesundes Leben jederzeit planen, herstellen und kontrollieren zu können. Diese Machbarkeits-Vorstellung ist gleich in mehrfacher Hinsicht vermessen.

Krankheiten, Fehlbildungen und Behinderungen entstehen ja nur zu einem geringen Teil durch Chromosomen-Schäden oder Genveränderungen, die sich vorher erkennen lassen. Unfälle, schädliche Umweltfaktoren und Lebensumstände bringen unvorhersehbares Leid mit sich, und auch eine noch so hochgerüstete Medizin kann sie nie ganz ausschließen. Die Geburt eines gesunden Kindes können selbst die günstigsten Erbanlagen – was immer man darunter verstehen mag – nicht gewährleisten. Ein Großteil der Beeinträchtigungen des Neugeborenen entsteht durch Schädigungen während der Schwangerschaft oder Komplikationen bei der Geburt, die sich nie werden vermeiden lassen.

Gesunde Kinder als geplante Projekte

Es zeugt von einer unzulässigen Vereinfachung, mit der Analyse der Erbanlagen Krankheiten zielsicher erkennen oder ausschließen zu wollen. Viele der Mutationen, die bisher bekannt sind, erhöhen die Wahrscheinlichkeit für eine Erkrankung nur um wenige Prozentpunkte. Von welcher Schwelle an fällt die Entscheidung, einen Embryo nicht einzupflanzen und nicht auszutragen? Wenn das Tumorrisiko 15 Prozent überschreitet oder die Wahrscheinlichkeit für eine Behinderung 25 Prozent beträgt? Ob die Krankheit je manifest wird, und wenn ja, wie stark, ist bei fast allen genetischen Analysen ungewiss. Ob Gene aktiviert werden und folglich eine Krankheit ausbricht, ist von Dutzenden weiterer Gene, von Umweltfaktoren und der Lebensführung abhängig und nie sicher vorherzusagen, auch wenn unseriöse Anbieter von Gentests dies vollmundig versprechen.

Oft ist es auch unmöglich, die Schwere eines potenziellen Schadens einzuschätzen. Welche Probleme der Abgrenzung Eltern wie Ärzte bekommen könnten, zeigt das Beispiel Mukoviszidose. Dieses häufige Erbleiden hat seine Ursache in einem Gendefekt auf Chromosom 7. Manche Menschen mit der Krankheit leiden ständig an schwersten Lungenentzündungen, chronischer Atemnot und Verdauungsproblemen und sterben vor dem 30. Lebensjahr. Andere haben trotz des gleichen Gendefekts eine fast normale Lebenserwartung. Bei kaum einem Erbleiden lässt sich der weitere Lebens- und Leidensweg sicher prognostizieren.

Noch schwieriger wird die Grenzziehung zwischen den Erkrankungen. Denn wann ist eine genetische Veranlagung ein schwerer Schaden? Man muss nicht die – aus wissenschaftlicher Sicht unrealistische – Utopie von herangezüchteten blonden, blauäugigen Muskel- und Intelligenzbestien bemühen, um vor Missbrauch und Erosion der Tests zu warnen. Beginnt der schwere Schaden schon mit einer Ballung von Alzheimer-Genen, der gestiegenen Wahrscheinlichkeit für Diabetes, dem Hang zur Taubheit oder bereits mit der Anlage zu einer Lippen-Kiefer-Gaumenspalte? Oder erst mit einer Tumorneigung, mit drohender geistiger Behinderung und dem Risiko erheblicher Fehlbildungen?

Eltern behinderter Kinder kommen schon heute gelegentlich in die Lage, sich rechtfertigen zu müssen.

Krankheit ist nach dieser Sichtweise kein schicksalhaftes Unglück mehr, sondern Folge des eigenen Handelns oder – im Falle unterbliebener Diagnostik – des eigenen Nichthandelns. Kranke und ihre Angehörigen werden so zu Opfern ihrer selbst, denn das Versäumnis einer unterlassenen Untersuchung scheint ja offenkundig zu sein. Zu dem Leid kommen Schuldvorwürfe.

Der Glaube an die Machbarkeit von Gesundheit erhöht die Zweifel und Unsicherheiten werdender Eltern immer mehr. Werden die Nachkommen zunehmend zu einem herstellbaren und überprüfbaren Produkt, wer wollte das Ergebnis da noch den Launen der Natur überlassen und nicht selbst frühzeitig Planung und Qualitätskontrolle übernehmen? Etliche Ärzte haben diese Vorstellungen der Mach- und Planbarkeit gesunder Kinder ebenfalls verinnerlicht. Haben Eltern sich bewusst für ihr Kind entschieden, und sei es auch noch so krank, treffen sie auf Unverständnis und sehen sich wie auch das Leben ihres Kindes entwertet.

33
Selbst schuld

DER ARZT SAGT:
Das muss doch heutzutage nicht mehr sein

DER PATIENT VERSTEHT:
Er hält mein behindertes Kind für nicht vollwertig

DER ARZT MEINT:
Mit einer Fruchtwasseruntersuchung hätte man die Schädigung der Chromosomen entdecken können

Hier können wir nichts mehr tun

Für Patienten ist es die Hölle. Manche Kranke sagen, sie wussten es bereits vorher. Sie hätten es längst gespürt. Andere sind fassungslos, im Ausnahmezustand. Es reißt ihnen den Boden unter den Füßen weg. Der Patient bangt um seine Zukunft, seine Familie, sein Leben. Und für die Ärzte? Für sie ist es eine der schwierigsten beruflichen Situationen überhaupt: Wenn sie ihren Patienten gegenüberstehen und wissen, dass Heilung wohl nicht mehr möglich ist, dass alle therapeutischen Versuche fehlgeschlagen sind und keine Behandlung der Welt die Krankheit mehr aufhalten kann.

Teilen Mediziner Menschen mit, dass sie unheilbar krank sind, kommen beide Seiten an ihre Grenzen: Wie sollen Ärzte mit diesem Wissen umgehen? Und wichtiger noch: Wie viel Wahrheit, welche Informationen sind sie den Patienten schuldig? Die meisten Ärzte sind für diese heiklen Gespräche nicht ausgebildet. Sie lernen weder im Studium noch während ihrer Assistenzzeit, wie sie Kranken mitteilen sollen, dass es nicht gut für sie aussieht. Möglichst einfühlsam oder sachlich distanziert? Nur die schlechte Prognose mitteilen, oder gleich viele andere, womöglich auch hilfreiche Informationen auf einmal?

»Ich weiß noch, die Klappe fiel, ich war im Schock, ich hatte das Gefühl zu fallen, ohne ein Geländer zu

34
Die Zeit, die bleibt

DER ARZT SAGT:
Das ist heutzutage kein Todesurteil mehr

DER PATIENT VERSTEHT:
Ich bin dem Tode geweiht

DER ARZT MEINT:
Die Chancen stehen gar nicht so schlecht

haben, es riss mir den Boden unter den Füßen weg.« So schildert die 33-jährige Margret T. ihre Wahrnehmung, als ihr mitgeteilt wurde, sie solle sich »innerhalb von zwei Tagen in der Uniklinik Köln melden, um mich operieren zu lassen. Ich hätte Hautkrebs, einen von der gefährlicheren Sorte.« Margret T. ist eine von 17 Krebspatienten, die der Psychoonkologe Elmar Reuter in seinem Buch *Leben trotz Krebs – eine Farbe mehr. Interviews zu einem gelingenden Leben nach Krebs* zu Wort kommen lässt.[8]

35
Schlag in die Magengrube

DER ARZT SAGT:
Kinder großziehen? Da reden wir später drüber

DER PATIENT VERSTEHT:
Hilfe, ich muss so schnell sterben, dass ich nicht mal mehr sehe, wie meine Kinder erwachsen werden

DER ARZT MEINT:
Eins nach dem anderen, jetzt war ich gerade dabei, Ihnen die Abfolge der Chemotherapie zu erklären

Nicht immer gelingt die Kommunikation zwischen Arzt und Patient in dem heiklen Moment, in dem die Diagnose ausgesprochen wird. Viele Mediziner wissen nicht genau, wie sie Patienten mitteilen sollen, dass sie schwer krank sind. Sie spüren nicht, wie viel Empathie und Ehrlichkeit sie sich und ihren Patienten zutrauen können. Manche wirken aus Selbstschutz kühl, bei anderen könnte man auf die Idee kommen, dass sie dem Schicksal der ihnen Anvertrauten tatsächlich ziemlich indifferent begegnen – mit der kalten Gleichgültigkeit der Gesunden.

»Das Leid des Hinfallenden, / sie sehen es nicht gern, / die Aufrechtgehenden. / ›Ich bin hingefallen, / kann mir vielleicht jemand aufhelfen?‹ / ›Um dabei selbst auf die Nase zu fallen? / Nichts da. Wir ziehen weiter‹«, schreibt der 2006 an Darmkrebs gestorbene Robert Gernhardt in einem seiner K-Gedichte, in denen er seinen Krebs thematisiert. Und an anderer Stelle über die Rolle von Operateur und Patient: »Einer war der Schneidende. / Einer bleibt der Leidende.«

Schonungslose Aufklärung

Aber kann die naturgegebene Distanz zwischen Gesunden und Kranken wirklich erklären, was sich manchmal zwischen Arzt und Patient abspielt? Erschütternd liest sich auch nach mehr als zehn Jahren noch der Bericht von Peter Tautfest, dem ehemaligen US-Korrespondenten der *tageszeitung*, der in der Gautinger Lungenklinik in der Nähe von München behandelt wurde und darüber einen berührenden Bericht geschrieben hat. »Was Sie in der Brust haben, ist ein Tumor, der ist bösartig, und der hat auch leider schon gestreut«, sagte der Stationsarzt zu ihm, als er Tautfest erstmalig mit der Diagnose konfrontierte.

Tautfest wurde schwarz vor Augen, dann schildert er, wie die nüchterne Mitteilung der Diagnose auf ihn gewirkt hat: »Dr. K. gehört zu der neuen Generation von Ärzten, die es gelernt hat, Patienten die Wahrheit nicht zu verschweigen. Er spricht leidenschaftslos, direkt, schonungslos und ohne Umschweife. Ja beinahe ein bisschen schnoddrig. Rückblickend kommt es mir vor, als hätte er wie von einem großen Spaß gesprochen, wie von einem jener unvermeidlichen Unglücke, die Menschen nun mal widerfahren und über die man gemeinsam scherzen können soll oder können muss. Nicht zu diesem Ton jedoch passen Klagen oder Bedauern. Er hätte auch sagen können: Ich will heute Nachmittag noch Squash spielen gehen und mir die Laune von Ihnen nicht verderben lassen.«

Patienten werden mit einer Krebs-Diagnose aus dem Nichts in eine Extremsituation gestoßen, die sie

**36
Machbarkeitsvorstellungen**

DER ARZT SAGT:
Wir haben noch nicht alles Machbare probiert

DER PATIENT VERSTEHT:
Ich bin dem Tode geweiht

DER ARZT MEINT:
Ein paar Behandlungsmöglichkeiten bleiben noch

existenziell berührt. Häufig haben sie ja vorher nichts von dem Leiden gespürt oder hielten die Beschwerden für banal. Manche Kranke, die so unvermittelt mit der neuen Situation konfrontiert werden, reagieren aufbrausend, ungerecht, wütend, andere traurig oder unberechenbar. Sie weinen oder schreien oder sind eine Weile ganz still. Ärzte, die mit Tumorpatienten zu tun haben, wissen das, und es ist das Recht eines jeden Patienten, dass er mit seinem Leid so umgehen kann, wie es ihm passt.

Moralischer Rückzug

Der Erfolg jahrelanger Aufklärungsbemühungen kann sich nicht darin zeigen, dass Ärzte teilnahmslos die schlimme Diagnose mitteilen, weil sie meinen, einen mündigen Patienten vor sich zu haben. Jeder Mensch, egal wie gut er über die Krankheit Bescheid weiß, ist in erster Linie hilf- und schutzlos und bedarf der Anteilnahme, wenn ihm gesagt wird, dass er Krebs oder ein anderes schweres Leiden hat. Das gilt natürlich auch dann, wenn ein Arzt erkrankt. Es gibt etliche Beispiele für Ärzte, die irrational handeln und selbst alles anders machen, wenn sie krank werden.

Niemand kann schließlich objektiv über sein Leiden urteilen und abwägen, welche diagnostischen und therapeutischen Schritte richtig sind, wenn er selbst betroffen ist. Im Leid, in der Not helfen weder Vorbildung noch Analysevermögen, dann will man einfach nur aufgefangen werden und einen Arzt haben, der weiß, was jetzt das Richtige ist. Das Ideal vom mündigen Patienten wird im Ernstfall zu einer großen Illusion.

»Viele Ärzte sehen sich aber nur noch als Informationsüberbringer«, sagt der Medizinethiker Giovanni Maio von der Universität Freiburg. »Sie meinen, sie sind gut, wenn sie den Patienten teilnahmslos aufklären und ihm alle weiteren Entscheidungen überlassen.« Zwar wolle kein Patient mehr den Paternalismus der Ärzte zurück, die über Kranke hinweg entschieden haben und zu wissen meinten, was für die ihnen anvertrauten Menschen gut ist. So gaben beispielsweise 1961 ungefähr 90 Prozent der amerikanischen Onkologen in einer Umfrage für das *Journal of the American Association* an, dass sie ihre Patienten im Fall einer ungünstigen Prognose belügen und ihnen nicht sagen würden, dass sie an Krebs litten.

In der neuen, aufgeklärten Medizin droht die Fürsorge hingegen vernachlässigt zu werden. »Der Arzt zieht sich moralisch zurück, sieht sich nur als Dienstleister und investiert nicht mehr in die Beziehung, sondern höchstens noch in seine Rolle als korrekter Aufklärer«, befürchtet Maio. »Der Patient mit seinen subjektiven Bedürfnissen stört da nur.«

Was die meisten Patienten hingegen neben ein paar klaren Worten brauchen, ist Hilfestellung, Begleitung, Trost und manchmal auch nur Zeit, in denen der Arzt da ist, ohne dass sofort etwas erklärt oder besprochen wird. Es kann eine Weile dauern, bis die Patienten aus der Phase der Hilflosigkeit heraus wieder das Gefühl entwickeln, die Kontrolle über ihr Leben zurückzugewinnen. Und es dauert womöglich auch, bis sie erkennen, was die Diagnose für sie und ihr weiteres Leben bedeutet. Viele Dinge müssen im Gespräch wiederholt und noch einmal ausgebreitet

37
Dehnbare Zeit

DER ARZT SAGT:
Das geht so schnell nicht mehr weg

DER PATIENT VERSTEHT:
Das behalte ich mein Leben lang

DER ARZT MEINT:
Die Behandlung wird etwas länger dauern

und erörtert werden. Ärzte sollten die Aufnahmefähigkeit ihrer Patienten in der ersten Extremsituation nicht überschätzen. Oft hilft es, wenn die Angehörigen bei solchen Gesprächen dabei sind.

»Womit der Betroffene seine Krankheit in Verbindung bringt, bestimmt die Richtung und den Korridor der zukünftigen Entwicklung«, schreibt der Psychoonkologe Elmar Reuter. Aus »dem subjektiv Sinnhaften des Krankheitsverständnisses und den ganz eigenen Folgerungen daraus« zeigen sich »ausgesprochen kraftvolle Bewegungen und Reifungsschritte, wie wenn das Leben neu gespürt würde«. Einigen Patienten gelingt es auf diese Weise, aus Schlechtem Gutes entstehen zu lassen und der Krankheit trotz allen Unglücks einige positive Seiten abzugewinnen.

38
Auszeit

DER ARZT SAGT:
Sie müssen sich jetzt schonen

DER PATIENT VERSTEHT:
Er traut mir und meinem Körper schon nichts mehr zu

DER ARZT MEINT:
Ein bisschen Ruhe und Abstand tun ihm ganz gut

Wie lange noch?

Der Evolutionsforscher Stephen Jay Gould war ein brillanter Denker und ein rationaler Kopf. Der kühl analysierende Wissenschaftler hat buchstäblich am eigenen Leib erfahren, wie wundersam ein Genesungsprozess verlaufen kann, obwohl er schwer erkrankt war. Er erlebte zwar keine Spontanheilung, dafür aber einen selten günstigen Krankheitsverlauf. In seinem Buch *Illusion Fortschritt* schildert der Wissenschaftler, wie bei ihm 1982, als damals 40-Jährigem, ein Mesotheliom, das ist ein seltener Krebs der Bauchhöhle, diagnostiziert wurde.[9] In der Fachliteratur, die er sich sofort besorgte, erfuhr der Harvard-Biologe Gould dann zu seinem

Schrecken, dass diese Form von Krebs »ausnahmslos tödlich« verlaufen und die durchschnittliche Lebenserwartung mit diesem Tumor lediglich acht Monate betragen würde. Als Wissenschaftler verstand er die Fachliteratur sofort, auch wenn er kein Arzt war.

Dann hatte Gould ein »Heureka-Erlebnis mit der Statistik, das mir viel Hoffnung und Trost verschaffte«. Der Forscher erkannte, dass ein Durchschnittswert von acht Monaten Überlebenszeit eben auch bedeutet, dass einige Patienten deutlich länger überleben – und er gehörte zu jenen Glücklichen, in seinem Fall waren es sogar 20 Jahre. Gould erklärt sein erstaunlich langes Überleben trotz einer schlechten Prognose mit einem statistischen Ausrutscher. Womöglich ließ ihn aber auch die positive Lebenseinstellung länger leben, die der Forscher gewann, nachdem er sich kundig gemacht und erfahren hatte, dass manche Menschen mit seiner Krankheit noch 20 Jahre vor sich haben können.

Weil Krankheitsverläufe bei jedem Menschen unterschiedlich sind, ist es immer falsch und sogar gefährlich, wenn Ärzte auf die Frage eines Patienten, wie lange er noch zu leben habe, konkrete Angaben machen. Dass Doktoren darauf eingehen und sagen: »Sie haben noch drei Monate zu leben«, sollte eigentlich nur im schlechten Arztwitz und nicht in der Wirklichkeit vorkommen. »Die Medizin kann nicht in die Zukunft schauen und keine individuellen Vorhersagen treffen«, sagt Gerhard Ehninger, Onkologe von der TU Dresden. »Wir können nur über statistische Streubreiten berichten.« Aber selbst das ist heikel, wie

39
An- und abgezählt

DER ARZT SAGT:
Sie haben vielleicht noch ein halbes Jahr zu leben

DER PATIENT VERSTEHT:
Wenn der Arzt das so genau sagen kann, besteht wohl keinerlei Hoffnung mehr

DER ARZT MEINT:
Statistisch gesehen sind es sechs Monate, aber was heißt das schon

Goulds Fall zeigt. Frühformen mancher Tumor-Krankheiten – etwa des Lungenleidens Sarkoidose oder beim Blutkrebs Morbus Hodgkin – können sich zudem völlig zurückbilden. Wer sich schon dem Tode geweiht sah, hat plötzlich wieder eine nahezu normale Lebenserwartung.

Stephen Jay Gould ist dann übrigens doch noch gestorben, allerdings erst im Jahre 2002. An Lungenkrebs, vermutlich war das sogar eine der Spätkomplikationen des Tumors, der im Alter von 40 Jahren bei ihm entdeckt wurde. Allerdings wurde er immerhin 60 Jahre alt.

»Es war ihr Tod, nicht meiner«

Eine niederschmetternde Diagnose ist auch mit brillantem Intellekt und angehäuftem Wissen nicht leichter zu bewältigen. »Von niemandem, nicht einmal von jemandem, der die Vernunft so liebte (und die Berufung auf das Subjektive so verabscheute) wie meine Mutter, kann man erwarten, dass er bis zum Äußersten rational bleibt«, schreibt David Rieff in seinem berührenden Buch *Tod einer Untröstlichen* über seine Mutter Susan Sontag, die große amerikanische Intellektuelle und Essayistin, die früh an Brustkrebs erkrankte, später ein Gebärmuttersarkom bekam und schließlich 2004 an den Folgen einer besonders bösartigen Leukämie-Form starb.[10]

Susan Sontag hat sich immer wieder literarisch mit Krankheit, Leid und Tod beschäftigt, ihr Essay »Krankheit als Metapher« wendet sich gegen die sprachliche Militarisierung des Leidens, besonders des Krebses und seiner Behandlung. Wenige Laien haben sich so ausführlich mit der Medizin beschäftigt wie Sontag. »Doch auch wenn sie wusste, dass sie an einer tödlichen Krankheit litt, und trotz ihrer zweifellos sorgfältigen Recherchen, verirrte auch sie sich, wie fast alle Patienten, im dichten Nebel der medizinischen und biologischen Terminologie und dem noch dichteren Nebel am Übergang vom autonomen Erwachsenen zum infantilisierten Patienten, der nur noch aus Bedürftigkeit, Angst und Schmerz besteht«, schreibt Rieff über das Leben und Sterben seiner Mutter.

Man spürt in Rieffs Zeilen den Wunsch, fair gegenüber Ärzten und ihren Aufklärungsbemühungen zu sein. Nicht immer gelingt ihm das, angesichts der bitteren Erfahrungen, die er gemacht hat, als seine Mutter erneut erkrankte. Ein besonders ernüchterndes Gespräch schildert er wie folgt: »Wie viele Ärzte sprach Dr. A. mit uns, als hätte er Kinder vor sich, aber ohne die Behutsamkeit, mit der ein verständiger Erwachsener im Umgang mit Kindern seine Worte wählt. Stattdessen hielt er uns eine Vorlesung. Weder meine Mutter noch ich unterbrachen ihn.«

Natürlich haben viele Patienten ein Bedürfnis nach Aufklärung und wollen immer mehr wissen. »Aber selbst der am besten informierte Patient braucht Hilfe bei der Deutung und Gewichtung, damit die Informationen handlungsleitend werden können«, sagt Medizinethiker Giovanni Maio. »Wenn man schwer krank ist, hilft alle Bildung nichts. Das ist eine existenzielle Erfahrung, die man nicht wie eine Mathe-Aufgabe lösen kann.«

40
Ungünstige Prognose

DER ARZT SAGT:
Im Allgemeinen sind die Aussichten bei dieser Krankheit nicht so schlecht

DER PATIENT VERSTEHT:
Nur ich habe einen ungünstigen Verlauf erwischt

DER ARZT MEINT:
Vielleicht läuft es bei diesem Patienten ja richtig gut

41
Was, Sie leben noch?

DER ARZT SAGT:
Erstaunlich, dass Sie mit dieser Krankheit so lange überlebt haben

DER PATIENT VERSTEHT:
Bisher hatte ich Glück, aber jetzt wird es rapide schlechter

DER ARZT MEINT:
Normalerweise ist die Prognose bei diesem Leiden nicht so gut

Es geht schließlich während mancher Phasen der Erkrankung auch darum, sich zu fragen, wie sich das eigene Leben rundet, was die Vorstellungen vom guten Sterben sind und was in der Zeit, die bleibt, noch wichtig ist. Im Medizinstudium kommen solche Themen so gut wie gar nicht vor. »Das Sprechen über letzte Dinge wird reduziert auf Sprachtechnik. Es geht aber nicht um Techniken, sondern um Haltung, um Empathie«, sagt Maio. »Wenn die Betonung des Gesprächs verloren geht und der Arzt davon ausgeht, dass der Patient ein souveräner Kunde ist, der nur noch mehr Informationen braucht, droht eine Medizin, die zur Gleichgültigkeit neigt.«

Es erfordert schon ein großes Maß an Liebe, Weitsicht und Verständnis, den Kranken ihren Weg im Umgang mit dem Leiden zu lassen, ohne sie zu bevormunden oder ihnen ein schlechtes Gewissen zu machen. »Wie gerne hätte ich sie während der Monate ihrer Krankheit bis zu ihrem Tod irgendwie getröstet«, schreibt David Rieff über das Leiden seiner Mutter. »Stattdessen sprachen wir fast bis zu dem Augenblick, in dem sie starb, von ihrem Überleben, von ihrem Kampf gegen den Krebs und nie vom Sterben. Ich wollte das Thema nicht ansprechen, solange sie es nicht tat. Es war ihr Tod, nicht meiner.«

Jeder, was er braucht

Ärzte geraten manchmal in Situationen, in denen sie sich falsch verstanden oder überfordert fühlen. Sie sollten wissen, dass Kranke kaum noch etwas aufnehmen, nachdem erstmalig die Diagnose und das Wort »Krebs« gefallen sind. Die meisten Kranken behalten nur etwa zehn Prozent von dem Gespräch. Von weiteren Therapieoptionen oder jenen hoffnungsvollen Ausnahmen mit einer besseren Prognose bekommen die Patienten wenig mit, sobald das böse K-Wort einmal im Raum steht. Außerdem brauchen Patienten Zeit, oft viel Zeit, bis sie nach Wut, Angst oder Trauer wieder zugänglich für medizinische Erwägungen sind und die Heilungschancen begreifen können, die mit ihrer Krankheit womöglich auch verbunden sind.

Der gedankliche wie der emotionale Prozess, der nach der ersten Begegnung mit der eigenen Krebserkrankung abläuft, lässt sich durch keine noch so gelungene Gesprächsführung des Arztes abmildern. Dieser elementaren Erfahrung mit ihrer enormen Wucht kann niemand ausweichen, der schwer erkrankt ist; sie gilt als wichtiger Teil der Krankheitsbewältigung.

Empfohlen wird Ärzten daher, bei der Übermittlung der Krebs-Diagnose nach dem Motto »Weniger ist mehr« vorzugehen und abzuschätzen, wie viel die Patienten anfangs überhaupt wissen wollen und was sie ihnen zumuten können. Für manche Ärzte ist es ungewohnt, Pausen zuzulassen, in denen man selbst nichts sagt, und der Patient auch nicht. Diese Momente der Stille sind aber nicht peinlich, sondern für manche Kranke äußerst wertvoll.

Kommunikationsexperten empfehlen Ärzten sogar, leise und langsam nach jedem Satz 21, 22, 23 zu zählen,

42
Kampfansage

DER ARZT SAGT:
Sie müssen kämpfen, lassen Sie sich nicht unterkriegen!

DER PATIENT VERSTEHT:
Der hat gut reden, ich bin einfach nur erschöpft. Aber wenn ich nicht kämpfe, sterbe ich wohl noch früher

DER ARZT MEINT:
Aufmunterung ist die beste Medizin

um dem Patienten mehr Raum zu lassen. Aber es dauert eine ganze Weile, bis Kranke sich nach dem Schock der ersten Mitteilung mit belastenden Details beschäftigen können. Jeder Kranke hat seinen eigenen – richtigen – Weg, egal ob der aus Ablenkung oder Auseinandersetzung mit dem Leiden besteht.

Die Kranken entscheiden, worüber sie reden wollen und worüber nicht. Geradezu übergriffig ist es daher, wenn Ärzte den Patienten raten, jetzt unbedingt gegen die Krankheit zu »kämpfen« und sich nicht von dem Krebs »unterkriegen« zu lassen. Es gibt keinerlei Belege dafür, dass Patienten mit einem Tumor oder anderen schweren Leiden länger oder besser leben, wenn sie mit aller verbliebenen Kraft versuchen, ihre Erkrankung zu »bekämpfen«. Es kann viel passender für sie sein, wenn man sie in Ruhe lässt und sie ihrer Erschöpfung nachgeben dürfen.

Das Gleiche gilt übrigens für die zumeist gut gemeinten, aber nur selten gut gemachten Versuche von Freunden und Angehörigen, die Kranken im Kampf gegen ihr Leiden zu unterstützen. Patienten bekommen dann ungefragt Bücher über die richtige Ernährung und Lebensführung zugesteckt sowie Ratschläge, was sie alles im Alltag zu beachten haben und was sie wieder gesunden lässt. Oftmals kommt zu der schwierigen Zeit, die man durchlebt, dann noch das Gefühl des Versagens: Wenn es angeblich so leicht ist, der Krankheit doch noch ein Schnippchen zu schlagen, muss man ja selbst schuld daran sein, wenn das nicht gelingt und das Leiden fortschreitet.

Unheilbar krank – was heißt das schon?

Das Ideal vom mündigen Patienten und von umfassender Aufklärung hat dazu geführt, dass viele Ärzte keine Zweifel mehr daran haben, dass sie den Kranken, auch den Todkranken die ganze, brutale Wahrheit vermitteln sollen. Sie halten es geradezu für ihre Pflicht. Wer unheilbar krank ist, habe auch das Recht, davon zu erfahren. So argumentieren beispielsweise die beiden Londoner Ärztinnen Emily Collis und Katherine Sleeman.[11]

Arzt und Patient können schließlich nur dann zu einer ethisch fundierten Entscheidung über die weiteren Schritte der Betreuung und über mögliche lindernde Maßnahmen kommen, wenn der Kranke vollkommen über seine missliche Lage aufgeklärt ist und weiß, dass eine Heilung nahezu ausgeschlossen ist. Dieses ethische Prinzip sei so grundlegend, dass es auch für Sterbenskranke gelte.

Im Jahr 2012 hat eine Untersuchung aus den USA gezeigt, dass zwei Drittel der Patienten mit unheilbarem Lungenkrebs gar nicht wussten, dass die Chemotherapie, die sie bekamen, rein palliative Ziele hatte, also die Krankheit nicht mehr besiegen würde.[12] In dem Wissen darum hätten sich womöglich etliche der Kranken dagegen entschieden, um die Nebenwirkungen zu vermeiden – auch wenn die Behandlung dazu dienen sollte, den Tumor ein wenig einzudämmen und so die letzte Phase des Krankheitsverlaufs erträglicher zu gestalten.

Mit dem Wissen um den nahen Tod bleibe die Autonomie der Patienten gewahrt, so Collis und Sleeman.

**43
Kapitulations-
erklärung**

DER ARZT SAGT:
Hier können wir
nichts mehr tun

DER PATIENT VERSTEHT:
Aus, Ende, vorbei

DER ARZT MEINT:
Heilung ist nicht
mehr möglich

Sie könnten sich daher früher und intensiver damit beschäftigen, wie und wo sie sterben wollen – ob zu Hause, in einem Hospiz oder in einem anderen Umfeld. Todkranke sollten nur dann nicht über den Ernst ihrer Lage in Kenntnis gesetzt werden, so die Ärztinnen, wenn der zu erwartende Nachteil größer ist als »Wut, Enttäuschung und Aufregung« – auch wenn man gerne wissen würde, wie Ärzte das Ausmaß dieser Gefühle vorher abschätzen sollen. Es sei keine Frage, dass Patienten über ihren Zustand informiert werden müssen, sondern nur, *wie* das heikle Thema kommuniziert wird.

Collis und Sleeman wissen zwar, dass eine medizinische Prognose nie mit voller Exaktheit gestellt werden kann und auch niemand den weiteren Verlauf genau vorhersehen kann. Aber deshalb sollten Ärzte trotzdem »nicht drum herumreden, wenn die Krankheit fortschreitet und unheilbar ist«. Solange der Patient nicht darauf bestehe, nichts über sein Leiden zu erfahren, müsse er behutsam aufgeklärt werden, sonst sei das Vertrauen in den Arzt in Gefahr, die Autonomie des Patienten bedroht – und auf seine Lebensqualität wirke sich das auch negativ aus.

Die richtigen Worte finden

Die richtigen Worte und die richtige Dosis an Information zu finden, wenn es dem Ende zugeht, ist wahrscheinlich eine der größten Herausforderungen für Ärzte überhaupt. Den Patienten mehr oder weniger teilnahmslos aufzuklären und ihm alle weiteren Entscheidungen zu überlassen, wäre allerdings geradezu eine Karikatur des ärztlichen Berufes: Neben allen Fertigkeiten und dem Wissen um die beste Diagnostik und

Therapie gehört es schließlich zum Kern des Arztseins, den Patienten zu begleiten, Hilfestellung zu bieten und mit ihm gemeinsam herauszufinden, was für den Kranken wichtig ist – und dies, wenn möglich, medizinisch wie menschlich zu unterstützen.

Für Leslie Blackhall von der University of Virginia bringt die Aufklärung um jeden Preis daher auch mehr Schaden als Nutzen mit sich.[13] »Das Modell, wonach Ärzte darauf bestehen, nur nach rückhaltloser Aufklärung der Patienten weitere Entscheidungen treffen zu können, hat versagt«, ist Blackhall überzeugt. Viel zu unsicher seien die angeblichen Gewissheiten, die Ärzte mit ihrer Prognose vermitteln können. Was bedeute es denn schon konkret, wenn Ärzte ihrem Patienten sagen, dass er unheilbar krank sei? Wollen sie ihm dann tatsächlich vorhersagen, wie lange er noch zu leben hat? Kein Mediziner, der noch bei Trost ist, wird seinem Patienten hier eine genaue Angabe machen wollen oder können, zu verschlungen und undurchschaubar sind die Wege des gesunden wie des kranken Körpers.

Sollte das Etikett »unheilbar krank« etwa auch ausgestellt werden, wenn ein Patient an einem bösartigen Tumor leidet, den die Medizin zwar nie ganz in den Griff bekommen wird, der aber dennoch die meisten Kranken noch mehrere Jahre leben lässt? Auch Patienten mit Alzheimer-Demenz oder Parkinson und meist auch jene mit Multipler Sklerose sind nicht mehr zu heilen, ohne dass ihnen deswegen gleich das Sterbeglöckchen läutet. Nicht mal die Palliativmediziner, also jene Ärzte, die sich mit der Begleitung und Versorgung Todkran-

44
Was bleibt

DER ARZT SAGT:
Sie sind unheilbar krank

DER PATIENT VERSTEHT:
Die haben mich aufgegeben, schieben mich jetzt ab

DER ARZT MEINT:
Für die Linderung der Beschwerden könnten wir allerdings noch eine Menge tun

ker beschäftigen, wissen eine eindeutige Antwort darauf, wo die Grenze zwischen schwer krank, unheilbar krank und sterbenskrank verläuft.

Das geht nicht mehr weg

Unheilbar krank? Wie absurd dieses Urteil einen Menschen trifft, der zwar mit 47 Jahren an einer Krankheit leidet, die nicht mehr »weggeht«, der sich aber dennoch keineswegs dem Tod geweiht sieht, hat der *Spiegel*-Redakteur Stefan Berg eindrucksvoll beschrieben:[14] »Vor drei Jahren hat mich dieses Wort getroffen, das wie eine Waffe war. Unheilbar ist ein brutales Wort. Es ist wie Krieg, wie Einberufung. Als ich es zum ersten Mal hörte, da wollte ich mich umdrehen. Irgendwer musste da doch sein, der gemeint war. Nicht doch ich. Aber da saß niemand, es war schon richtig, ich, ich war gemeint. Unheilbar, das war der Tod, der seine Hand nach mir streckte.«

Berg musste erst lernen, was die Krankheit für ihn bedeutete, was sie mit ihm machen würde und was Parkinson überhaupt war. Er bangte, wie lange er noch Herr seiner Gliedmaßen, wozu er im Alltag noch in der Lage sein würde: »Erst nach und nach bemerkte ich, wie unheilbar unheilbar ist.« Liest man von seinen Erfahrungen und Empfindungen, wirkt es umso erstaunlicher, dass unheilbar in der Medizin immer noch oft gleichbedeutend mit »hoffnungsloser Fall« verstanden wird. Denn hoffnungslos ist das Leiden mit Parkinson gerade in den ersten Jahren ja nicht, auch wenn keine Hoffnung auf Heilung mehr besteht.

Noch einmal Stefan Berg: »Als ich eintraf in der Welt der Kranken, lag eine lange Reise hinter mir. Ich merkte, dass ich verloren hatte, was ohnehin nicht zu gebrauchen war: Hektik, Wichtigkeit, Karriere, Statusdenken und gespielte Stärke. Wozu noch Zeit sparen, als könnte ich eines Tages mit dem Tod um ein paar Stunden feilschen? Wozu noch wichtig tun, im Kreis von Wichtigtuern? Warum noch Schwäche tarnen, wenn sie nicht zu übersehen ist? Eingetroffen bin ich, in der heilen Welt der Kranken, in der ich viele Worte nicht mehr brauche. Die heile Welt der Kranken hat ihre eigenen Regeln. Hier zählt die Stille, zählt die Zeit und zählt Berührung. Es ist eine leise Welt, weil jeder in sich hineinhören muss. Der Tag, an dem ich merke, dass ich viel gewinne in der neuen Welt, war der Tag, als ich mich nicht mehr dagegen wehrte, dazuzugehören.«

45
Endstation?

DER ARZT SAGT:
Es handelt sich um eine terminale Erkrankung

DER PATIENT VERSTEHT:
Ich muss bald sterben

DER ARZT MEINT:
Die Krankheit verläuft tödlich, das kann sich aber noch hinziehen

Unheilbar krank? Falls der Arzt mit seiner so terminal klingenden Prognose vermitteln will, »hier können wir nichts mehr tun«, so liegt er ja auch damit grundlegend falsch. Denn gerade dann, wenn das kurative Potenzial einer Therapie ausgereizt ist, fangen einige der anspruchsvollsten ärztlichen Aufgaben erst an: Das Begleiten, Lindern und Betreuen der Kranken, die palliative Versorgung und Fürsorge bis zum Lebensende. Das Für-den-Patienten-da-sein und mit ihm zu erkennen, was jetzt wichtig ist und wird.

Die Ungenauigkeit der Prognose und der Umgang damit zeigen, »dass die Ärzte im Speziellen und unsere Kultur im Allgemeinen immer noch nicht richtig anerkennen wollen, dass der Mensch sterblich ist – dieser Tatsache wird im Alltag der Medizin viel zu wenig Platz eingeräumt«, sagt Leslie Blackhall. Man müsse sich

46
Am Leben hängen

DER ARZT SAGT:
Es liegt jetzt in Ihrer Hand

DER PATIENT VERSTEHT:
Er meint, ich soll mich aufgeben? Aber ich hänge doch an meinem Leben

DER ARZT MEINT:
Sie soll selbst entscheiden, ob sie die Strapazen von Operation und Chemotherapie noch auf sich nehmen möchte, um ihr Leben dadurch minimal zu verlängern

daher nicht fragen, wie und mit welchen kommunikativen Weichspülern Patienten über ihr nahes Ende aufgeklärt werden, sondern wie unheilbar Kranke die beste Versorgung bekommen.

Kein Patient müsse unbedingt wissen, wann er den Krankheitskonzepten der Medizin zufolge die Schwelle zu einer »terminalen Erkrankung« überschritten oder wie lange er – statistisch gesehen – mit diesem oder jenem Leiden noch zu leben hat. Vielmehr sollten Ärzte ihren Patienten vermitteln, dass die Therapie in ihrem Fall womöglich nur noch wenig ausrichten, aber durchaus eine Menge schaden kann. Nicht jeder entscheidet sich dann für die aggressivste Therapieform, die vielleicht einen statistisch belegbaren Überlebensvorteil von wenigen Tagen bringen kann, aber dafür mit erheblichen Nebenwirkungen einhergeht.

Wichtig ist die Aufklärung darüber, was trotzdem noch für die Patienten getan werden kann. »Es geht nicht darum, Patienten zu enttäuschen oder zu einem paternalistischen Arztbild zurückzukehren«, sagt Blackhall. »Im Gegenteil, ich streite dafür, ehrlich gegenüber Patienten zu sein und offen zuzugeben, welche Möglichkeiten, aber auch welche Grenzen Behandlungen in den verschiedenen Phasen einer Erkrankung haben«, sagt die Ärztin.

Nur so würde ein Paradox am Lebensende verhindert werden: Viele Ärzte insistieren darauf, dass Patienten gesagt wird, dass sie bald sterben werden – und dass sie trotzdem eine Therapie weiterführen sollen, von der die Ärzte ahnen, dass diese mehr schaden als nutzen kann. Viele Patienten denken daher, dass sie akzeptieren sollen, bald zu sterben – und sich deshalb statt einer Therapie dem Tod gegenübersehen. Doch diese Alternative stellt sich nicht zwangsläufig: Niemand muss das Etikett »unheilbar krank« annehmen – und sogar die schlechteste Prognose bedeutet nicht das Ende aller Betreuung und Fürsorge.

Ärztedummquatsch

Es gibt mittlerweile Ärzte, die wollen von ihren Patienten sehr persönliche Sachen wissen und nicht nur, wie früher, den Namen und den Versicherungsstatus. Die Sozialanamnese liefert schließlich so manchen Hinweis auf den Grund der Beschwerden. Wer mit einem Messerwerfer verheiratet ist oder im Sägewerk arbeitet, der bietet an der Schnittstelle zwischen beruflichem und familiärem Hintergrund eine plausible Erklärung für Verletzungen aller Art. Eine ehemalige Tätigkeit im asbestverarbeitenden Gewerbe kann die Ursache für einen Tumor des Rippenfells sein. Seltene Leiden in der Nachbarschaft sprechen für langjährig gepflegte Inzucht in engen Gebirgstälern. Stress mit dem Partner und Angst vor dem Chef (oder umgekehrt) sind Auslöser für Beschwerden wie Bluthochdruck, chronisches Kopfweh oder phobischen Schwankschwindel.

Werden die oft heiklen privaten und persönlichen Eigenarten der Patienten angesprochen, kommt es auf eine ebenso passende wie behutsame Wortwahl des Arztes an. Doch manchmal wollen die Ärzte ihre ganze Verwunderung über die Statur, die Körperpflege oder andere Besonderheiten der Kranken loswerden und verstecken sich dazu hinter Fachbegriffen oder internen Witzeleien – die oft auf Kosten der Patienten gehen. Das kann sehr krän-

---

47
Schonungslose Bilanz

DER ARZT SAGT:
Das lohnt sich nicht mehr

DER PATIENT VERSTEHT:
Ich bin so krank, dass ich eh bald sterben muss

DER ARZT MEINT:
Im nächsten Quartal kann ich das besser abrechnen

48
Kassenkampf

DER ARZT SAGT:
Wenn Ihre Kasse das nicht übernimmt – Ihr Pech

DER PATIENT VERSTEHT:
Ich werde minderwertig behandelt

DER ARZT MEINT:
Setzen Sie sich bei Ihrer Kasse halt dafür ein, dann wird das schon übernommen

kend sein, besonders wenn die Kranken ahnen, dass über sie gelästert wird oder der Arzt sie abschätzig bewertet.

Die Sprache der Patienten zu sprechen, kann allerdings ebenso verletzend sein. Zu erwähnen ist hier unbedingt jener Zahnarzt, der seiner Patientin klargemacht hat, dass der Zahnersatz, den sie sich wünschte, für sie partout nicht infrage käme. »Warum sollen wir über einen Flug zum Mond reden, wenn Sie nicht mal das Geld für eine Bahncard haben?«, beschied er der älteren Dame, ohne lange herumzureden. Das sind klare Ansagen, das verstehen die Menschen.

Weil viele Patienten die schlechten Nachrichten und Diagnosen der Ärzte nicht gleich wahrhaben wollen und wieder verdrängen, hat der Dentist eine weitere, ähnlich uncharmante Erklärung nachgeschoben. »Die Anatomie Ihres Mundes ist nicht kompatibel mit der Grundversorgung der Kasse«, sagte er. »Das ist Ihr persönliches Pech.« Sind wir nicht alle Opfer unserer Anatomie?

Es gibt noch weitere seltsame Neuerungen aus der Welt der Medizin, die Patienten irritieren können. Im niederrheinischen Kamp-Lintfort wurde vor wenigen Jahren eine der ersten »Markenpraxen« in Deutschland eröffnet. Die Markenpraxis gilt als »neues Franchisesystem für Ärzte«, so war zu erfahren, und bietet in den zugehörigen Praxen ein ähnliches Interieur und abgestimmte Farbwahl.

Man kennt das aus Gaststätten, die alle von derselben Brauerei ausgestattet werden und von der Sitzgarnitur über die Tischdekoration bis zur Speisekarte in Kunstleder zum Verwechseln gleich aussehen. Bei Arztpraxen könnte man sich die Angleichung der Außengestaltung vorstellen wie bei jenen überall in der Republik identisch aussehenden Tankstellen oder Bulettenbratereien. Es ist nur eine Frage der Zeit, bis der erste McDoc eröffnet.

Wenn die lange Beziehung zwischen Arzt und Patient zum Franchisemodell wird, steht allerdings zu befürchten, dass auch manche Eigenschaften der Ärzte demnächst synchronisiert werden. Im Schnellimbiss wird man schließlich auch auf die immer gleiche Weise gefragt, ob es ein Happy Meal sein soll oder die große oder kleine Brause. Ikea, Starbucks und die Apple-Stores versuchen durch hartnäckiges Zwangsduzen ebenfalls eine gewisse Nähe zum Kunden zu schaffen, die aber nicht vertraut, sondern nervig wirkt.

Womöglich eignen sich Ärzte auch ein Repertoire an ritualisierten Aussagen über schwierige ökonomische Entscheidungen an. Sätze wie »Diese Therapie ist zu teuer für Sie«, »Das zahlt die Kasse leider nicht« oder »Das lohnt sich nicht mehr für Sie« verstören und zerstören das Vertrauensverhältnis zwischen Arzt und Patient allerdings nachhaltig.

49
Verunsichert statt abgesichert

DER ARZT SAGT:
Alles in Ordnung. Aber den Wert sollten Sie noch mal abklären lassen. Zur Sicherheit

DER PATIENT VERSTEHT:
Es ist doch was faul, er will es mir nur nicht sagen

DER ARZT MEINT:
Sicher ist sicher

Beleidigung statt Betreuung

Es gibt Ärzte, die halten ihren ruppigen Umgang für besonders handfest, bodenständig und fühlen sich damit nah bei den Patienten. Dabei sind sie einfach manchmal nur beleidigend und unfair. Würden diese

Fälle nicht immer wieder in Beschwerdebriefen und persönlichen Gesprächen geschildert werden, man könnte sie kaum glauben.

So erlebte beispielsweise eine junge Frau bei ihrer Frauenärztin eine brüske Zurechtweisung. Sie hatte im Alter von 23 Jahren ihr erstes und bisher einziges Kind bekommen. Inzwischen war sie 29 Jahre alt. Sie hatte keine Beschwerden, sondern ging zum Kontrolltermin. Sie hatte früher einige Jahre als Krankenschwester gearbeitet, deshalb nahm sie die Vorsorgetermine ebenso ernst wie die U-Untersuchungen für ihre Tochter. Nach der Untersuchung sagte die Gynäkologin zu der Frau: »Sie haben einen Beckenboden wie eine Hängematte. Das sieht gar nicht gut aus.«

Die 29-Jährige war verstört und ärgerte sich über die grobe Ausdrucksweise der Ärztin, die sie mit ihren Worten gekränkt hatte. Zudem hatte sie bisher nichts davon bemerkt, dass ihr Beckenboden offenbar durchhing. Sie war noch in Gedanken über das, was sie gerade gehört hatte und wie sie sich zur Wehr setzen sollte, da redete die Frauenärztin schon weiter: »Wenn Sie nichts dagegen unternehmen, werden Sie später mal Probleme bekommen, dann können Sie früh inkontinent werden, ein Gebärmuttervorfall kann drohen und vielleicht müssen Sie noch mit ganz anderen Schwierigkeiten rechnen.«

Die Patientin wollte etwas sagen, sie malte sich die Schreckensvision aus, wie sie selbst in wenigen Jahren – vielleicht schon mit Mitte 30 – den Urin nicht mehr würde halten können, wie ihr Unterleib ständig Beschwerden machte. Gleichzeitig dachte sie, dass sie momentan ja gar nichts spürte und weder mit dem Wasserlassen noch mit sonstigen Körperfunktionen irgendwelche Probleme hatte. Gerade wollte sie dies der Frauenärztin sagen, doch die war bereits beim nächsten Punkt.

»Sie können Übungen machen, es gibt da dieses Buch, das kann ich Ihnen nur empfehlen – halten Sie sich daran.« Schon reichte ihr die Ärztin die Hand zum Abschied und geleitete sie zur Tür. Die junge Frau wollte eigentlich noch etwas entgegnen und fragen, aber jetzt war es zu spät, sodass sie sich nur mit einem schüchternen Händedruck verabschiedete. Kaum war sie aus der Praxis, ging sie in die nächste Buchhandlung und kaufte das Übungsbuch für den Beckenboden. Aber als sie danach ihr Auto aufschloss, hielt sie inne und fragte sich: »Was war das denn jetzt?«

Derartige Äußerungen erleben Patienten wie Angehörige offenbar immer wieder, und der Zeitdruck in Klinik und Praxis trägt nicht unbedingt dazu bei, dass so etwas seltener vorkommt. »Hören Sie doch auf mit Ihren hormongesteuerten Fragen, dadurch wird es auch nicht besser«, gehört da noch zu den harmloseren Beleidigungen, die sich eine Patientin anhören musste, als sie nach mehreren Tagen der Ungewissheit in der Klinik nachfragte, was denn nun eigentlich mit ihr los sei und ob die Ärzte einen Grund für ihre Beschwerden gefunden hätten.

Gemeinheiten auf Fachchinesisch

Es geschieht meistens nicht aus Boshaftigkeit. Manchmal ist es nur der Stolz, zu einer besonderen Berufsgruppe zu gehören, die eine besondere Fachsprache beherrscht. Eine Art kindliche Freude darüber, sich darüber austauschen zu können, wie man den Patienten, seine Leibesfülle und vielleicht auch seine Hygiene-

50
Zyniker im weißen Kittel

DER ARZT SAGT:
Typisch DDD

DER PATIENT VERSTEHT:
Nichts

DER ARZT MEINT:
Dick, Doof, Diabetiker

gewohnheiten und seinen Alkoholkonsum einschätzt. Wohlgemerkt ohne dass er es versteht.

Ärzte genießen es bisweilen aber auch, sich mit Hilfe von Fachbegriffen über ihre Patienten und andere Unwissende zu erheben. Besonders gerne lassen sie ihr Mediziner-Latein während der Visite fallen oder wenn sie in der Praxis in Anwesenheit der Patienten und Angehörigen mit einem Kollegen am Telefon über die Patienten reden. Manchmal sind es die größten Gemeinheiten, die sie dann über die Kranken austauschen: diffamierend und verletzend.

Der Begriff »Adipositas per magna« ist beispielsweise eine Umschreibung für extremes Übergewicht, das mit normalen Begriffen kaum noch zu fassen ist. Manche Ärzte reden auch von der (je nach Region) fränkischen, schwäbischen oder hessischen Idealfigur und meinen damit stark übergewichtige Patientinnen aus dem Umland der jeweiligen Klinik, die beispielsweise bei einer Körpergröße von 1,60 Metern 100 Kilogramm wiegen.

Die Abkürzung »c.p.« leitet sich hingegen vom Lateinischen *Caput Piger* ab. Sie bedeutet: Der Patient hat einen faulen Kopf, ist ein Drückeberger, Blaumacher, Faulpelz, der nur darauf wartet, von seinem Arzt frühberentet oder arbeitsunfähig geschrieben zu werden. Von »sprachlicher Inkontinenz« ist die Rede, wenn ein Patient, aber auch ein Angehöriger oder ein ärztlicher Kollege die Worte nicht halten kann und entschieden zu viel redet. Manche Ärzte bezeichnen das viele Gerede auch als »maligne Logorrhoe«.

Das Wort »dekompensiert« ist eine Lieblingsvokabel vieler Mediziner. Es meint ursprünglich das Versagen oder einen bedrohlichen Funktionsverlust einzelner Organe. Mittlerweile ist es aber unter Ärzten zur allgemeinen Bezeichnung für einen körperlichen und/oder seelischen Zusammenbruch geworden. Von manchen Ärzten wird es auch gern zur Beschreibung zwischenmenschlicher Schwierigkeiten gebraucht, etwa in dem Satz: »Sie fand unsere Beziehung insuffizient und ist dann völlig dekompensiert.«

Schließlich gibt es noch Begriffe, die sich auf die Verhältnisse in der Praxis oder im Krankenhaus beziehen: Der »Morbus Freitag« steht für die vermehrte Aufnahme älterer Patienten am Freitagnachmittag, meist weil Angehörige, Hausärzte oder Heime die Betreuung der Senioren am Wochenende nicht übernehmen können oder wollen. Der Grund für die Aufnahme ist meist Flüssigkeitsmangel. Als »Morbus mediterraneum« wird diskriminierend die klagende Beschwerdehaltung von manchen Menschen mit Migrationshintergrund bezeichnet. Der »Morbus Wochenende« bezeichnet wiederum das – statistisch nicht zu leugnende – erhöhte Krankheits- und Sterblichkeitsrisiko in Kliniken am Samstag und Sonntag, weil die ärztliche Versorgung dann deutlich reduziert ist.

Risiken des Ärzte-Lateins

Früher haben die Ärzte Latein und Griechisch gesprochen, heute sprechen sie Fachchinesisch oder Englisch, manche sogar Hochnäsig. Wichtiger wäre es allerdings, dass sie die Sprache der Patienten benutzen. Begriffe zu wählen, die auch von den Kranken verstanden werden, ist nicht nur für eine gelungene Kommunikation wichtig. Es kann auch lebensrettend sein. Melinda

Lyons von der Universität Cambridge hat beschrieben, dass medizinische Fachterminologie nicht nur abschätzig wirken, sondern sogar Patienten in Gefahr bringen kann.[15] Nicht nur, weil dadurch schlechte Gefühle und Gedanken ausgelöst werden können – manchmal geht es schlicht um Missverständnisse und Verwechselungen.

Im Luftverkehr hat man sich längst um Termini bemüht, die kaum verwechselt werden können, und auf diese Weise schon etliche Katastrophen verhindert. So sind statt der ähnlich klingenden Buchstaben S und F die Begriffe Sierra und Foxtrott eingeführt worden, wenn Piloten an den Tower funken oder umgekehrt. »Das medizinische Ausbildungssystem leidet hingegen darunter, immer mehr in kürzerer Zeit ausdrücken zu wollen«, sagt Lyons. »Der medizinische Jargon wird aber nicht vereinfacht.«

Besonders gefährlich sind ähnlich klingende Präfixe. So hören sich Hyper- und Hypoglykämie fast gleich an, bedeuten aber das schiere Gegenteil – Über- und Unterzuckerung. Das Gleiche gilt für Hyper- und Hypotonie, hohen und niedrigen Blutdruck. Auch Wortbildungen mit inter (dazwischen) oder intra (innerhalb), ante (davor) oder anti (dagegen), super (oberhalb) oder sub (unterhalb) sind in der Medizin häufig – und werden häufig verwechselt.

»Gerade in hektischer, lauter Umgebung können die Begriffe von Ärzten wie Patienten falsch verstanden werden und zu folgenschweren Behandlungsfehlern führen«, sagt Lyons. Ein weiteres Risiko sind gleiche Abkürzungen in unterschiedlichen Disziplinen – TOF steht sowohl für den Herzfehler Tetralogy of Fallot als auch für die Tracheo-Oesophageale Fistel, eine krankhafte Verbindung von Luft- und Speiseröhre.

Das Institute for Safe Medication Practices nahe Philadelphia hat eine eng bedruckte achtseitige Liste mit Medikamentennamen zusammengestellt, die leicht zu verwechseln sind. Auf diese Weise sollen Ärzte und Pflegekräfte auf die Gefahr aufmerksam gemacht werden. Die Dunkelziffer ist jedoch vermutlich weitaus höher als die Anzahl der Namen auf der Liste. »Auf der achtseitigen Liste sind nur die Namen der Mittel, deren Verwechslung bereits zu Behandlungsfehlern geführt hat«, schreiben die Mediziner.

Eine andere Liste mit Abkürzungen und Dosierungen, die häufig Verwirrung stiften, ist zwei eng bedruckte Seiten lang. Sie sollten »niemals« in der medizinischen Kommunikation benutzt werden, warnen die Mediziner. »Denn diese Begriffe wurden oft verwechselt und haben nachweislich zu schweren Fehlern geführt.« Das Kürzel IU steht auch im deutschen Medizingebrauch als Maß hinter vielen Arzneimitteln und bedeutet »International Unit«. Immer wieder wurde es in handschriftlichen Verordnungen als »IV« (intravenös) oder gar als die Zahl 10 fehlgedeutet.

»IN« (intranasal) wurde als »IM« (intramuskulär) gelesen oder verstanden und das Präparat von Pflegenden oder Ärzten falsch verabreicht und in den Muskel gespritzt statt durch die Nase inhaliert. In der Wendung »per os« (über den Mund) wurde das »os« gelegentlich nicht als Mund, sondern Abkürzung für das linke Auge (oculus sinister) falsch interpretiert. Die Abkürzung »OD« steht für die englische Wendung »once daily« – einmal täglich –, wurde aber auch schon als rechtes Auge (oculus dexter) missverstanden.

51
Krank geredet

DER ARZT SAGT:
Das ist eine essenzielle, idiopathische, funktionelle Störung

DER PATIENT VERSTEHT:
O Gott, ich habe etwas ganz Schlimmes

DER ARZT MEINT:
Wir konnten keine Ursache finden

Verachtung für Patienten

Anstatt zu sehen, dass ihre Bemerkungen Schädliches bei Patienten auslösen können, sind einige Ärzte leider auch noch stolz darauf, mit ihrer Terminologie eine Art Geheimsprache zu beherrschen, die von vielen Kranken nicht verstanden wird. »Bei intravenös bin ich extranervös«, ist noch ein harmloses Wortspiel. Manchmal werden aber auch größte Gemeinheiten in Fachbegriffen verklausuliert. »Äthylismus« und »C-2-Abusus« stehen für Alkoholmissbrauch. »O.S.« ist die Abkürzung für Oralsau – soll heißen, dass es der Patient mit der Mundhygiene nicht so genau nimmt. Wenn Ärzte »externes Pigment« erwähnen, bei dem eine »Balneotherapie« angeraten sei, heißt das schlicht, der Patient ist dreckig und sollte sich waschen.

Derartige Ausdrücke zeugen von begrenztem Witz. Sie signalisieren aber vor allem, dass der Arzt den Patienten nicht ernst nimmt, sondern ihm mit Gleichgültigkeit oder gar Überheblichkeit begegnet. Manchen Ärzten sind ihre Patienten sogar lästig. Wenn solche Gefühle das Verhältnis zwischen Arzt und Patient bestimmen, kommt keine Empathie auf. Ein Arzt, der sich über den Kranken lustig macht und ihn insgeheim vielleicht sogar verachtet, wird sich kaum in sein Gegenüber einfühlen können und wollen. Der Arzt bringt sich und den Kranken damit um die vielen heilsamen Effekte, die er allein durch seine Person, sein Mitfühlen und seine Worte erzielen kann.

**52
Der Körper
reagiert mit**

DER ARZT SAGT:
Sie sind vegetativ labil

DER PATIENT VERSTEHT:
Ich habe einen schwachen Kreislauf

DER ARZT MEINT:
Hypochonder, der alles übertreibt und sofort somatisiert

Ökonomischer Druck – wenn Patienten auf der Strecke bleiben

Störfaktor Mensch

Naheliegende Bedürfnisse der Patienten – und übrigens auch des Personals – kommen in der durchökonomisierten Medizin leider immer häufiger zu kurz: Manche Ärzte und Pflegekräfte im Krankenhaus flüchten sich deshalb in Zynismus, denn sie haben diesen Beruf ursprünglich ja auch ergriffen, um etwas »mit Menschen« zu tun zu haben, sie zu begleiten und in Krisen für sie da zu sein. Weil dazu aber immer weniger Raum und Zeit bleiben, haben die Mitarbeiter im Krankenhaus ihr eigenes Vokabular entwickelt, um die Zustände zu beschreiben, die ihnen einen menschenwürdigen Umgang mit ihren Patienten erschweren.

Ein Beispiel: Eigentlich heißt es ja Körperpflege. Doch mittlerweile ist in etlichen Kliniken nur noch von einer »Drei-Punkt-Pflege« die Rede. Das klingt auf den ersten Blick nach einer umfassenden, individuellen Versorgung der Kranken, abgestuft und auf die Bedürfnisse der Patienten abgestimmt. Drei-Punkt-Pflege bedeutet hingegen wirklich: »Je einen Tropfen Wasser mit dem Waschlappen unter die Achseln und einen untenrum«, wie es eine Ärztin aus Marburg beschreibt. Diese Begriffe werden selten gegenüber den Patienten verwendet; sie kennzeichnen eher, wie verzweifelt das Personal die Lage empfindet.

53
Ende der Schonfrist

DER ARZT SAGT:
Geht nicht anders, wir müssen Ihnen einen Katheter legen

DER PATIENT VERSTEHT:
Ich habe mir nicht genug Mühe gegeben

DER ARZT MEINT:
Schluss mit den Faxen, wir können ja nicht ständig zu ihm rennen

Oder »Intermediate Care«: Hört sich nach einem ausgeklügelten Konzept für die Pflege an. Intermediate Care bedeutet aber im Klinikalltag, dass »sich die Schwester entscheiden muss, zu welchem Patienten sie im Notfall als Erstes geht und wer auf der Strecke bleibt«. Das ist ebenfalls der ernüchternde O-Ton einer Krankenhaus-Ärztin.

In dem ständig steigenden Arbeitsdruck geht langsam, aber stetig etwas verloren, was wesentlich wäre für eine patientenorientierte Medizin: genug Zeit für Zuwendung, Zuhören, Trost. Man muss es deutlicher sagen: Der Patient steht nicht mehr im Mittelpunkt medizinischer Bemühungen, sondern er, besonders sein kranker Körper, wird zum Störfaktor. Die ökonomisierte Medizin gleicht diese Probleme, die der Patient macht, mit Technik aus, die deutlich weniger Zeit und Personal erfordert:

- Kann ein Patient im Krankenhaus nicht mehr genügend trinken und das heißt: nicht mehr genügend schnell, bekommt er einen Tropf gelegt. Der ist in wenigen Sekunden eingestellt und nachjustiert, während eine Pflegekraft schon mal – über den Tag verteilt – eine Stunde oder länger damit beschäftigt sein kann, einem älteren Patienten dabei zu helfen, die Flüssigkeit zu sich zu nehmen, die er braucht.
- Isst ein Patient zu wenig oder zu langsam, wird ihm eine Magensonde gelegt. Gerade ältere Patienten müssen manchmal pro Mahlzeit eine Stunde lang gefüttert werden, bis sie satt sind. Da dazu selten genug Zeit bleibt, sind viele Patienten in deutschen Kliniken unterernährt und dehydriert. Sie bekommen schlicht zu wenig zu essen und zu trinken.

- Nässt ein Patient immer wieder ein, wird ihm ein Dauerkatheter gelegt. Betten wechseln, weil sie durchnässt sind, beschäftigt das Personal ungemein, es macht zudem die Patienten unruhig – was zu weiteren Verzögerungen im Betriebsablauf führen kann. Nachts gelten einnässende Patienten als besonders großer Störfaktor.
- Verhält sich ein Patient unruhig, werden Bettgestelle oder Fixierungen angebracht. Derartige Fixierungen sind zwar in Deutschland verboten oder nur unter strengen juristischen Auflagen erlaubt, aber man kann das mit Tricks umgehen: Es gibt eben auch kleinere Hindernisse und Gitter, die den Zweck der Eingrenzung trotzdem erfüllen und nicht illegal sind.

Beziehungen wie im Bordell?

In der Klinik herrscht ein interner Wettlauf um die höchstmögliche Anzahl der vergütungsfähigen Diagnosen und berechenbaren Normabweichungen: Wertvoll ist der Körper, an dem sich möglichst viel – und möglichst aufwändig und teuer – verrichten lässt. Abgerechnet und dokumentiert wird in Minutenkontingenten und nach ärztlichen wie pflegerischen Einzelleistungen. Je höher der Punktwert ist, desto besser.

Diese Punktwerte und die Vergütung der Untersuchungen und Behandlungen richten sich nicht nach medizinischen Kriterien. Deshalb machen die Kaufmännischen Direktoren den Chefärzten ihrer Klinik auch Vorgaben, wie viele Operationen, Untersuchungen und andere Verrichtungen sie jährlich erreichen sollen. Sonst werden ihnen Stellen gestrichen oder Sta-

54
Schweigende Medizin

DER ARZT MACHT:
Er kommt wortlos in das Zimmer und verabreicht eine Spritze

DER PATIENT VERSTEHT:
Irgend so ein unnötiges Zeug, was ich da bekomme

DER ARZT MEINT:
Gut, dass wir diesen Wirkstoff haben

tionsbetten weggenommen. Wer die Vorgaben schafft, bekommt einen Bonus von 20 000 bis zu 50 000 Euro. Mehr als die Hälfte aller Chefärzte hat solche Bonusregelungen im Vertrag. Für die Patientenversorgung folgt daraus eine Konkurrenz um die Eingriffe, die sich am besten abrechnen lassen.

Demnächst soll die Bonusregelung zwar wieder abgeschafft werden, doch es geschieht nur vordergründig aus ethischen Erwägungen. Tatsächlich haben arbeitsrechtliche Überlegungen dazu geführt. Wurde einem Chefarzt nämlich mehrere Jahre hintereinander ein Bonus gezahlt, war es schwer, ihm den wieder zu kürzen, auch wenn er die angepeilte Leistung nicht erbracht hat.

Für die Patienten und den Alltag in Klinik oder Praxis heißt das: Allgemeine Freundlichkeit können Kranke in der Medizin schon erwarten. Gefühle und Einfühlung für die Befindlichkeiten der Patienten – Empathie – sind hingegen nicht erlösrelevant. Sie rechnen sich schlicht nicht. Wenn man es gut getroffen hat, bekommt man sie von den Pflegekräften und Ärzten gratis, es gibt ja glücklicherweise noch viele Ärzte und Pflegekräfte, die nicht nur fachlich kompetent sind, sondern auch die menschlichen Bedürfnisse ihrer Patienten erkennen und warmherzig reagieren.

Doch eigentlich ist die Medizin mittlerweile darauf ausgelegt, dass Extras (wie sie etwa in der Arztpraxis in Form von IGe-Leistungen erbracht werden) auch extra bezahlt werden. Diese Art der Beziehung zwischen Arzt und Patient wird von manchen Ärzten bereits mit der Beziehungsgestaltung in einem Bordellbetrieb verglichen.[16] Zusätzliche Zeit und Zuwendung sind schließlich in der ökonomisierten Medizin nicht mehr inbegriffen. Für den, der sie dennoch will, kosten sie zusätzlich und können als Extra-Paket gebucht werden.

Der Nächste bitte, aber dalli: Deutsche Ärzte haben besonders wenig Zeit

Es klingt nach Überlastung und Fließbandmedizin: Niedergelassene Ärzte in Deutschland sehen im internationalen Vergleich die meisten Patienten pro Woche und haben zugleich die wenigste Zeit für die Kranken. Im Mittel lässt sich ein Arzt in Deutschland nur 7,8 Minuten Zeit für den Patientenkontakt. Mediziner in Großbritannien verbringen mit jedem Patienten immerhin 11,1 Minuten. In Kanada nehmen sich Ärzte durchschnittlich 16 Minuten, in den USA sogar 19 Minuten für die Kranken. Dies zeigte eine Studie des Instituts für Qualität und Wirtschaftlichkeit im Gesundheitswesen (IQWIG), die vor wenigen Jahren im *Deutschen Ärzteblatt* erschienen ist.[17]

Im Laufe seines Berufslebens führt ein Arzt Schätzungen zufolge durchschnittlich 150 000 Dialoge mit Patienten. Dabei ist es oft nicht der Patient, der ausführlich sein Anliegen vorträgt: Mehrere Studien haben gezeigt, dass Ärzte die Erklärungen ihrer Patienten rasch unterbrechen. Je nach Nation konnten nur 23 bis 26 Prozent der Patienten ihr Anliegen zu Ende bringen. Im Schnitt unterbrachen Hausärzte den Patientenmonolog nach 11 bis spätestens 24 Sekunden.

Fallen dann noch Sätze wie: »Sie bringen mir nichts mehr ein«, »Ich verdiene so wenig«, »Das lohnt sich

55
Wer ist zuständig?

DER ARZT SAGT:
Ich kann Sie zu einem Psychiater überweisen, wenn Sie wollen

DER PATIENT VERSTEHT:
Er hält mich für irre, dabei wollte ich ihm doch nur erzählen, unter welchem Druck ich stehe

DER ARZT MEINT:
Ich bin Arzt, kein Therapeut

nicht mehr«, »Mit Ihnen verdiene ich doch gar nichts« oder »Für mich lohnt sich das nicht«, fühlt sich der Patient nicht nur schnell wieder hinauskomplimentiert, sondern auch entwertet und mit seinen Beschwerden unwichtig für den Arzt. Er zweifelt zudem daran, dass sich der Arzt während der Behandlung Mühe gibt, und in der Folge auch daran, dass er wieder gesund wird.

Ursache für die hastige Kommunikation ist vor allem der enorme Zeitmangel der Ärzte. Auch wenn Ärzte sich gegen den Befund wehren, ist er in etlichen Untersuchungen immer wieder bestätigt worden. So ergab der Arztreport der Barmer GEK aus dem Jahre 2010 ebenfalls erschreckende Zahlen: Pro Jahr hat ein Arzt im Schnitt 10 735 Patientenkontakte. Das bedeutet, dass er durchschnittlich 224 Patienten pro Woche, also rund 45 Kranke pro Tag sieht. Auch diesem Report zufolge bleiben einem Arzt damit durchschnittlich weniger als acht Minuten pro Patientenkontakt.

Eine große Überblicksstudie von 2009 enthüllte, wie wichtig die Arzt-Patienten-Kommunikation wirklich ist: Jeder vierte Patient befolgt nicht das, was ihm der Arzt verordnet. Somit steigt das Risiko der sogenannten Therapieuntreue um 19 Prozent – und damit auch das Risiko, dass die Therapie erfolglos bleibt.

Forscher um Peter Sawicki hatten 2006 in Deutschland erfasst, wie Primärärzte, das heißt die ersten Ansprechpartner für Patienten mit akuten Gesundheitsproblemen, Kranke versorgen und ihre Praxis koordinieren. Zudem wurde erfragt, wie die Ärzte das

Gesundheitswesen einschätzen und ob sie mit ihrer beruflichen Situation zufrieden sind. Das IQWIG koordinierte die Medizinerbefragung in Deutschland. Die gleiche Erhebung fand auch in Großbritannien, den Niederlanden, den USA, Kanada, Australien und Neuseeland statt.

Ein Grund für den Zeitmangel vieler deutscher Ärzte besteht anscheinend darin, dass Mediziner hierzulande viel zu viele Patienten sehen. Auf durchschnittlich 243 Patientenkontakte pro Woche kam diese Erhebung – und damit auf deutlich mehr als bei den Ärzten in allen Vergleichsländern. In den USA sind es nur 102 wöchentliche Patientenkontakte, in Großbritannien 154, in den übrigen Nationen zwischen 112 und 141 Patientenkontakte pro Woche.

Wie viele Patienten hinter diesen Kontakten stecken, ist ungewiss, sagt Klaus Koch, der Erstautor der Studie. Aus früheren Untersuchungen ist bekannt, dass die Deutschen öfter als jede andere Nation zum Arzt gehen. Im Durchschnitt sucht jeder Bundesbürger 16- bis 18-mal im Jahr den Doktor auf – Deutschland ist Weltmeister in dieser unrühmlichen Disziplin.

Die Norweger (und auch die Bewohner der anderen skandinavischen Länder) kommen auf nur drei bis fünf Arztbesuche jährlich. Ob diese häufigen Arztbesuche eher von den Ärzten oder von den Patienten ausgehen und ob überhaupt alle medizinisch begründet sind, wissen wir allerdings nicht, sagt Koch. Was jedoch gewiss ist: In so gut wie allen einschlägigen Bewertungen der Gesundheit wie auch der Lebenserwartung liegen die skandinavischen Länder vor Deutschland.

56
Zuspruch als Rauswurf?

DER ARZT SAGT:
Sie werden schon wieder

DER PATIENT VERSTEHT:
Er will mich loswerden

DER ARZT MEINT:
Meine Sprechstunde gerät in Verzug

57
Auf eigene Faust

DER ARZT SAGT:
Das kostet Sie nur Geld, bringt aber nichts

DER PATIENT VERSTEHT:
Er hat keine Ahnung, wie mir die alternativen Verfahren geholfen haben

DER ARZT MEINT:
Nervig, diese Besserwisser-Patienten

Auffällig an den Ergebnissen der IQWIG-Studie ist die Diskrepanz zwischen der Selbst- und der Fremdwahrnehmung der Ärzte, denn im Vergleich mit den sechs anderen Ländern sind die Mediziner nirgendwo sonst so unzufrieden mit ihrem Gesundheitswesen wie in Deutschland. Die hohe Meinung, die Ärzte hierzulande von sich selbst und der Qualität ihrer Arbeit haben, beeinflusst dies jedoch nicht: Die Untersuchung ergab, dass sich Ärzte in Deutschland für besser vorbereitet auf die Nöte und Bedürfnisse ihrer Patienten hielten als ihre Kollegen in den anderen Nationen.

Dies führt zu dem Paradox, dass Ärzte wie Patienten zwar von guten Erfahrungen berichten und die Qualität des deutschen Gesundheitswesens im internationalen Vergleich als gut bis sehr gut einschätzen. Gleichzeitig fordern beide Seiten aber fundamentale Änderungen. So waren 42 Prozent der Ärzte in Deutschland der Ansicht, dass im Gesundheitswesen viel verkehrt läuft und dass es komplett reformiert werden müsste. Auch die Einschätzung, dass sich die Bedingungen im Gesundheitswesen in den vergangenen fünf Jahren verschlechtert haben, teilen mit 83 Prozent in Deutschland so viele Ärzte wie in keinem anderen Land. Strategische Antworten der Ärzte und die starke Kritik an der Gesundheitsreform könnten Gründe für diese Ergebnisse sein, vermuten die Autoren.

Große Unzufriedenheit unter den Ärzten ergab auch eine Umfrage im Auftrag des Marburger Bundes aus den letzten Jahren. 47 Prozent der befragten Klinikärzte stuften ihre Arbeitsbedingungen als schlecht oder sehr schlecht ein. 53 Prozent erwogen sogar, ihre Tätigkeit im Krankenhaus aufzugeben, 31 Prozent würden den Arztberuf kein zweites Mal ergreifen. Arbeitsüberlastung, Personalmangel und zu viel Bürokratie stören die Krankenhausärzte demnach am meisten. Das hat den Arztberuf vom Traumjob zum Jobtrauma werden lassen.

Rettet die Medizin vor der Ökonomie

Es ist ein Alarmruf, und aus ihm spricht mindestens so viel Trauer wie Empörung. Schließlich steht die Zukunft der Medizin auf dem Spiel. Die Harvard-Mediziner Pamela Hartzband und Jerome Groopman beklagen, dass sich die Heilkunde immer stärker der Ökonomie unterwerfen und Krankenhäuser zu Fabriken würden.[18] Die neue Sprache der Medizin – so der Titel ihres Beitrags – spiegele die Umwertung von der individuell ausgerichteten Fürsorge hin zur industrialisierten Krankenbehandlung bereits wider. Die Begriffe sind so verräterisch, dass sie deutlich zeigen, dass es längst nicht mehr um die Patienten gehe.

»Patienten sind keine Patienten mehr, sondern ›Kunden‹ oder ›Konsumenten‹. Ärzte und Pflegekräfte haben sich zu ›medizinischen Leistungserbringern‹ gewandelt«, beklagen die beiden Mediziner. In Medien, in Fachmagazinen und sogar während der Visite würden diese Begriffe immer häufiger verwendet. Synonym seien sie aber keineswegs. Patient leite sich vom Lateinischen *patiens* ab, das bedeute so viel wie leiden und aushalten können. Der Begriff Doktor stamme von *docere*, was lehren bedeutet. Der Arzt leitet sich vom Griechischen *iatros* ab, dem Heiler. In Wortschöpfun-

58
Zu spät gekommen

DER ARZT SAGT:
Am Ende des Quartals zahle ich nur drauf

DER PATIENT VERSTEHT:
Ich bin ihm lästig und er verdient nichts an mir, also gibt er sich auch keine Mühe und wird mich nicht mehr aufwändig behandeln

DER ARZT MEINT:
Blödes Abrechnungssystem

gen wie »medizinische Dienstleister« oder »Leistungserbringer« findet sich dieser fürsorgliche Aspekt hingegen nicht mehr wieder.

Für die beiden Harvard-Mediziner sind diese sprachlichen Veränderungen Ausdruck einer Krise, in der sich die Medizin in vielen wohlhabenden Ländern befindet. Die ständigen Reformen dienten oft einzig dem Ziel, die Krankenversorgung zu standardisieren. Archaische Begriffe wie Patient, Arzt oder Pfleger passen demnach nicht mehr in einen Krankenhausalltag, der den Fertigungsprozessen in der Industrie angepasst werden soll. Auf das Verhältnis zwischen Ärzten, Pflegekräften und Patienten wirke sich die Wortwahl aus. Diese individuelle Beziehung werde in die Begrifflichkeit von Geschäftskontakten überführt.

In Deutschland wird die Sorge vor der zunehmenden Ökonomisierung der Medizin auch von vielen Ärzten artikuliert. Standardisierte Verfahren wie Disease Management Programme für die Arztpraxen fassen Krankheiten in Kategorien zusammen, dabei kommen individuelle Eigenheiten der Kranken oft zu kurz. In Kliniken wird nach codierten Diagnosen und DRG (Diagnosis Related Groups) abgerechnet – oft verbiegen Ärzte ihre Diagnosen so lange und erfinden neue hinzu, bis sie in den vorgegebenen Katalog der Krankheiten passen. Mit dem subjektiven Erleben und Befinden der Kranken hat das oft nichts mehr zu tun.

Hartzband und Groopman beschreiben eine beunruhigende Entwicklung: Der Patient wird zum Kunden, der Arzt zum Verkäufer. Die wichtigen psychologischen, spirituellen und humanistischen Aspekte der Beziehung zum Patienten, Altruismus und Barmherzigkeit, drohten darüber verloren zu gehen – dabei hätten sie die Medizin für viele Ärzte und Pflegekräfte erst zu einer Berufung gemacht.

Dass der Doktor den Kranken lehren könne, wie es zu seiner Krankheit gekommen ist und wie er wieder gesunden kann, verschwinde hinter den neuen Dienstleistungsbegriffen der Medizin ebenso wie die fürsorgliche Arbeit der Pflegenden. Beliebigkeit und Austauschbarkeit der Versorgung statt individueller Zuwendung, die sich dynamisch nach den Patientenbedürfnissen entwickelt, seien Kennzeichen dieser neuen Medizin.

Wird die Medizin auf die Monetik reduziert, könnte es sein, dass nur noch die Karikatur einer Arzt-Patienten-Beziehung übrig bleibt. Der schleichende Wertewandel, der dadurch die Medizin ergreife, könne gar nicht überschätzt werden. Er zeige sich auch darin, dass Ärzte, für die merkantile Interessen im Vordergrund stehen, in der Literatur jahrhundertelang – etwa bei Molière oder Turgenew – dem Gespött ausgesetzt und als Scharlatane verhöhnt wurden, die ihren Beruf verraten haben.

Mit der Neuorientierung der Medizin gehe die Geringschätzung dessen einher, was lange als das »klinische Urteil« der Ärzte hoch geachtet war. Statt die Erfahrung der Heilkundigen zu würdigen, würden Leitlinien dominieren – so wie in Fabriken Gebrauchs-

59
Noch mal davongekommen

DER ARZT/DIE SPRECHSTUNDENHILFE SAGT:
Wie sind Sie denn versichert?

DER PATIENT VERSTEHT:
Er macht bei mir als gesetzlich Versichertem nur das Notwendigste

DER ARZT MEINT:
Schade, wäre er privat versichert, könnte ich ein paar lukrative Zusatzuntersuchungen abrechnen. Bringen zwar nichts für ihn, lohnen sich aber für mich

60
Zusatzangebote

DER ARZT SAGT:
Wir haben da noch was für Sie, das müssen Sie aber selbst zahlen

DER PATIENT VERSTEHT:
Meine Gesundheit sollte mir das wert sein

DER ARZT MEINT:
Gleich willigt er ein

anweisungen für Geräte. Das klinische Urteil hingegen werde als subjektiv und unwissenschaftlich diskreditiert.

Dabei werde verkannt, dass es in der Medizin nie objektive Daten geben könne, sondern Befunde immer in den individuellen Kontext eingeordnet werden müssen. Auch bestimme die Bedeutung, die der Patient seinem Leiden und seinen Genesungswünschen zuteile, entscheidend über die weitere medizinische Vorgehensweise mit. Zudem seien auch die Autoren von Leitlinien befangen, und es ist oftmals von ihrer subjektiven Einschätzung abhängig, welchen Grenzwert sie festlegen und welche Tests sie empfehlen.

Hartzband und Groopman beschließen ihren Text mit einem leidenschaftlichen Appell: Wenn sie krank sind, wollen sie um ihrer selbst willen als Individuen entsprechend ihren Wertvorstellungen behandelt werden, nicht als zahlende Kunden. Begriffe wie Markt und Mehrwert hätten in der Ökonomie ihren Platz, aber nicht im Krankenhaus.

Ihr Aufruf ist auch deshalb von Bedeutung, weil sie ihn als Harvard-Mediziner im wohl bedeutendsten medizinischen Fachblatt der Welt veröffentlicht haben. Ob sich der skizzierte Trend aufhalten oder gar umkehren lässt, ist zweifelhaft. Als kürzlich in München ein großer Gesundheitskongress eröffnet wurde, lautete ein hervorgehobenes Motto der Tagung: »Die neue Rolle des Patienten als Wirtschaftsfaktor«.

Das lohnt sich doch nicht

Wenn Patienten das Gefühl haben, zu billig behandelt zu werden, kann sich das sehr ungünstig auf ihre Genesung auswirken.

Dieses Phänomen kennt jeder Arzt aus seiner täglichen Praxis. So bevorzugen viele Patienten rezeptpflichtige teure Schmerzmittel gegenüber den rezeptfreien billigen. Viele Patienten klagen auch darüber, dass preisgünstige Generika bei ihnen nicht so gut wirken würden wie das teure Original – obwohl der Wirkstoff des Nachahmermittels chemisch absolut identisch ist mit dem des Ursprungspräparats.

Der Essener Placeboforscher Manfred Schedlowski fordert daher, Patienten eingehender an der Therapie zu beteiligen. »Die Lösung kann ja nicht darin bestehen, Generika wieder teurer zu machen – vielmehr muss sich in der Arzt-Patienten-Beziehung etwas ändern«, sagt der Psychologe. »Ärzte sollten sich mehr Zeit nehmen und Patienten erklären, dass diese Mittel genauso gut wirken wie die teuren, statt ihnen nur zu sagen: Die Krankenkasse bezahlt die anderen nicht mehr.«

»Ärzte glauben gerne, dass es die Arznei an sich ist und nicht ihre Begeisterung für ein bestimmtes Medikament, die eine Therapie wirksam sein lässt«, sagt der US-Psychologe Dan Ariely. »Dabei sollten wir uns

61
Preiswert

DER ARZT SAGT:
Der Wirkstoff ist genau der gleiche, dieses Mittel ist nur günstiger

DER PATIENT VERSTEHT:
Er will mir das Original nicht mehr verschreiben – und ich werde darunter zu leiden haben. Die billigen Pillen bringen ja nichts

DER ARZT MEINT:
Beide Medikamente sind gleich gut

wirklich Gedanken über die Feinheiten der Interaktion zwischen Arzt und Patient machen.« Die Euphorie des Doktors kann schließlich viel zum Heilerfolg und zur baldigen Genesung beitragen – genauso wie die Skepsis des Arztes zum Gegenteil.

Von dem amerikanischen Philosophen Reinhold Niebuhr stammt das Bonmot, dass Ärzte es zwar gut meinen, aber manchmal schlimm handeln und dann ihr unheilvolles Verhalten damit rechtfertigen, dass sie es ja gut gemeint haben. Manche Patienten werden schließlich allein durch das medizinische Kauderwelsch der Ärzte krank. Besonders gefährlich kann das bei jungen Doktoren sein, die noch nicht wissen, wie verheerend sich ihre Bemerkungen auf Patienten auswirken können – auch wenn es nur Bemerkungen zur günstigen Behandlungsform sind.

62
Hilfe im Konjunktiv

DER ARZT SAGT:
Das müsste Ihnen eigentlich helfen

DER PATIENT VERSTEHT:
O je, er glaubt selbst nicht daran, dass die Arznei wirkt

DER ARZT MEINT:
Mit diesem Medikament machen wir seit langem gute Erfahrungen

Hohe Preise, gute Besserung

Patienten wollen ihrem Arzt nicht nur lieb, sondern auch teuer sein. Zumindest legen sie offenbar viel Wert auf den Preis ihrer Behandlung, denn sie reagieren unterschiedlich – je nachdem, für wie kostspielig sie das halten, was der Arzt mit ihnen anstellt. Dies gilt auch dann, wenn die Therapie gar nicht auf Arzneimitteln beruht, sondern nur mit Scheinmedikamenten vorgegaukelt wird. Zu diesem Ergebnis kommen Wissenschaftler vom Massachusetts Institute of Technology (MIT). Sie haben festgestellt, dass teure Placebos deutlich besser den Schmerz lindern können als billigere.

Die Forscher um Dan Ariely warben freiwillige Probanden für ihre verblüffende Placebo-Studie an.[19] Die Teilnehmer bekamen immer stärkere Stromreize in Fünf-Volt-Intervallen am Handgelenk verabreicht, bis der Schmerz unerträglich und der Versuch abgebrochen wurde. Zumeist war dies im Bereich von etwa 80 Volt der Fall. Jeder Stromschlag wurde zweimal gesetzt – einmal vor der Gabe des angeblichen Medikaments, einmal nachdem die Probanden die Pille geschluckt hatten. Ihnen wurde gesagt, dass es sich bei der Tablette um ein neuartiges schnell wirkendes Schmerzmittel auf Opioid-Basis handele, das die US-Medikamentenbehörde FDA gerade erst zugelassen habe.

Tatsächlich wurde allen Teilnehmern jedoch eine Zuckerpille gegeben, allerdings in zwei verschiedenen Gruppen, die unterschiedliche Informationen erhielten. Die Hälfte der Probanden bekam in einer Broschüre erklärt, dass die vermeintlichen Schmerzkiller 2,50 Dollar pro Stück kosten würden. In der Broschüre, die an die anderen Teilnehmer verteilt wurde, hieß es ohne weitere Angabe von Gründen, dass die neuen Tabletten auf zehn Cent reduziert worden seien. Weder Ärzte noch Patienten wussten, wer nach dem Zufallsprinzip welcher Placebo-Therapie zugeteilt wurde.

Der Unterschied zwischen den beiden Versuchsgruppen war auffallend groß. Während 85 Prozent der Teilnehmer, die das angeblich teurere Medikament bekamen, von nachlassenden Schmerzen berichteten, waren es in der Gruppe mit den vermeintlich im Preis

63
Angstgetrieben

DER ARZT SAGT:
Sie bringen mir nichts ein

DER PATIENT VERSTEHT:
Er hält mich für einen hoffnungslosen Fall. Es lohnt sich nicht mehr, mich noch zu behandeln

DER ARZT MEINT:
Das Honorarsystem ist marode

herabgesetzten Mitteln nur 61 Prozent. Wurden nur die Reaktionen auf die schmerzhaftesten Stromschläge ausgewertet, war der Effekt mit 81 zu 56 Prozent ähnlich stark ausgeprägt.

Aufgehübscht – über die Farbe und Größe von Spritzen und Tabletten

Mediziner wissen, dass der Erfolg einer Behandlung davon abhängt, zu welchen Methoden mit welcher Symbolkraft sie greifen. So wirken Spritzen aus Sicht der Kranken stärker als Pillen – auch wenn es sich in beiden Fällen um ein Placebo handelt. Auch die Wirkung von Tabletten wird unterschiedlich wahrgenommen – Patienten trauen Kapseln und Dragees mehr zu als einfachen Tabletten; größere wirken stärker als kleine.

Selbst die Farbe spielt eine wichtige Rolle für die vermutete Wirkung: Rote, orange und gelbe Tabletten gelten als stimulierend, grüne oder blaue eher als dämpfend.[20] »Die Erwartungshaltung bestimmt die Wirkung«, sagt Schedlowski. »Diese psychologischen Faktoren, die wahrscheinlich über das Belohnungssystem und mittels Dopamin im Gehirn vermittelt werden, sollte die Medizin stärker ausnutzen.«

Auch Injektionen wirken in der Wahrnehmung Kranker nach einer klaren Hierarchie. Subkutanspritzen – Piekser unter die Haut – gelten als nicht so wirksam in der Vorstellung der Patienten wie Spritzen in den Muskel oder direkt ins Blut. Wie sehr auch bei

---

64
Falsch verstandener Klassiker

DER ARZT SAGT:
Dieses Mittel gibt es schon ganz lange

DER PATIENT VERSTEHT:
Er dreht mir altes Zeug an

DER ARZT MEINT:
Ein bewährtes, wirksames Medikament mit wenig Nebenwirkungen

intravenöser Therapie der Glaube die Heilwirkung beeinflusst, hat Placebo-Forscher Fabrizio Benedetti beschrieben. Er behandelte Freiwillige, die mit Schmerzreizen traktiert wurden, mit Infusionen. Kam der Arzt ins Zimmer und sagte, dass er jetzt eine schmerzstillende Substanz geben würde, ließ die gefühlte Pein nach, obwohl es sich bei der Flüssigkeit um Kochsalzlösung handelte.

Wurde hingegen über eine verdeckte Leitung tatsächlich ein starkes Schmerzmittel in die Infusion gegeben, musste das Opioid schon eine Weile fließen, bis die Teilnehmer endlich das erlösende Gefühl spürten, dass der Schmerz nachließ. »Aus Versuchen mit Freiwilligen kennen wir diese Wirkung«, sagt Psychologe Schedlowski. »Das Problem ist, dass wir diesen Effekt noch nicht so standardisieren können, um ihn beispielsweise gezielt bei chronischen Schmerzpatienten einzusetzen.«

Die Kraft des schönen Scheins

Offenbar lässt sich der Placebo-Effekt sogar gezielt dosieren. Um dies zu erforschen, teilte Ted Kaptchuk von der Harvard-Universität Patienten mit Reizdarmbeschwerden in drei verschiedene Gruppen ein. Die erste Gruppe landete lediglich auf einer Warteliste. Zur zweiten Gruppe kamen die Ärzte ins Zimmer und spritzten ihnen etwas – ohne viele Worte zu machen. Die dritte Gruppe bekam zwar auch eine Spritze, doch die vermeintliche Medikamentengabe begleiteten die Mediziner mit typischen Ritualen ärztlicher Zuwendung: Sie sprachen die Patienten freundlich an, hörten ihnen zu und fassten sie aufmunternd an. Die Proban-

65
Großzügig

DER ARZT SAGT:
An Ihnen verdiene ich nichts

DER PATIENT VERSTEHT:
Dann kann ich ja wieder gehen

DER ARZT MEINT:
Aber ich kümmere mich trotzdem um Sie

den, um die sich die Ärzte am intensivsten gekümmert hatten, spürten schließlich auch die stärkste Linderung – am geringsten war sie bei jenen ausgeprägt, die nur auf der Warteliste standen.[21]

Irritierend für die Forscher blieb jedoch, dass einige Therapeuten, die einsilbig ins Zimmer kamen und ohne viele Worte die Placebospritze setzten, bessere Erfolge erzielten als die sensiblen Patientenversteher, die sich um guten Kontakt bemüht hatten. »Selbst nach Analyse der Videoaufzeichnungen konnten wir uns nicht erklären, was den Unterschied ausmachte«, sagt Kaptchuk. »Offenbar wirkt die Ausstrahlung mancher Ärzte auch ohne Worte.«

Neue Geschäftsmodelle

Manche Ärzte beweisen ein erstaunliches Geschick darin, ihre Patienten zu brüskieren. Sie sagen ihnen gleich nach der Begrüßung, wie wenig sie an ihnen verdienen. Aus therapeutischer Sicht ist das nicht besonders klug: Die Patienten schrauben sofort ihre Erwartungen herunter, wenn sie erfahren, dass der Augenarzt lediglich 16,72 Euro Honorar für sie bekommt und der Internist auch nur 35,38 Euro. (Die Werte schwanken je nach Facharztrichtung, Quartal und Bundesland zwischen 15 und 40 Euro.)

Den Genesungsprozess fördern diese ernüchternden Mitteilungen nicht, aber vielleicht sitzt den Patienten die Geldbörse für Zusatzleistungen dadurch lockerer. Viele Ärzte bessern schließlich ihr Honorar auf, indem sie Kranken medizinisch fragwürdige »individuelle Gesundheitsleistungen« (IGeL) gegen Bares anbieten. Hilfreich für Patienten sind die meisten IGeL nicht, aber lukrativ für die Ärzte.

Ein anderes Geschäftsmodell wird aus einer Kurklinik in Norddeutschland berichtet. Der Leiter einer Reha-Einrichtung begrüßte die neuen Kurgäste in seiner Ansprache zunächst damit, dass er nur etwa 2600 Euro bekommen würde, um ihren dreiwöchigen Aufenthalt zu finanzieren. Das ist wirklich nicht viel und reicht wahrscheinlich gerade, um täglich den Fango warm zu machen. Welches Minimalprogramm in den Bereichen Pflege, Betreuung, Physiotherapie und für viele andere Anwendungen mit dieser Summe noch möglich ist, mag man sich lieber nicht vorstellen.

Aber vielleicht verfügt die Klinik ja über andere Reserven, um die Gebrechlichen und Maladen auf ihrem Weg zur Heilung nach Kräften zu unterstützen. Der Leiter erklärte den verdutzten Kurgästen jedenfalls am ersten Tag auch, dass von ihnen ein kleiner Beitrag zur Finanzierung des Hauses erwartet werde, vielmehr von ihren Angehörigen.

Von außerhalb in der Klinik anrufen konnte man nämlich nur über eine kostenpflichtige 0180-Nummer. Der Leiter der Kurklinik wählte eine etwas andere Formulierung, um sein unmoralisches Ansinnen zu begründen – die Telefonanlage sei kostspielig gewesen und müsse auf diese Weise amortisiert werden. Wahrscheinlich haben daraufhin etliche Kurgäste ihre Angehörigen angefleht, öfter anzurufen, damit sie wenigstens auf diese Weise mit ein paar Anwendungen

66
Die IGeL-Strategie

DER ARZT SAGT:
Ich rate Ihnen hier zu einem umfassenden Test, den Sie allerdings selbst bezahlen müssen

DER PATIENT VERSTEHT:
O Gott, er hat einen Verdacht. Der Test wird Gewissheit bringen

DER ARZT MEINT:
Der sieht so aus, als ob er sich die zusätzlichen 120 Euro leisten kann

67
Die Angst, zu kurz zu kommen

DER ARZT SAGT:
Günstiger wäre es, erst mal abzuwarten

DER PATIENT VERSTEHT:
Er spart an meiner Gesundheit

DER ARZT MEINT:
Die Untersuchung ist absolut überflüssig – und teuer sowieso

Wassergymnastik oder einer Stunde Bewegungstherapie rechnen können. Sprechende Medizin kann eben doch dazu beitragen, Kosten einzusparen.

Die Medizin ist bereits auf dem besten Wege, Geld aus allen menschlichen Notlagen abzuschöpfen. Parkplatzgebühren, Telefon- und Fernsehkarten für Krankenhäuser sind bereits vielerorts maßlos überteuert. Die weitere Entwicklung ist absehbar: In Zukunft wird Bettwäsche extra berechnet und die Toilettenbenutzung nach dem Vorbild der Sanitärzentralen in Bahnhöfen. Eine Ausleihgebühr für Blumenvasen sollten sich die Betreiber ebenfalls überlegen.

Es ist noch ein Tabu, aber erste Kaufmännische Direktoren in Krankenhäusern diskutieren mit ihren Controllern bereits über Röntgengeräte und Computertomographen mit Münzeinwurf, wobei ein Schlitz für Scheine passender wäre. Selbstbedienungs-Solarien haben hier Vorbildcharakter. Ist die Röntgenaufnahme noch nicht fertig, müsste allerdings ein Angehöriger bereitstehen, um nachzulösen. Der Kranke kann das ja dummerweise nicht selbst erledigen, sonst verwackelt die Aufnahme. Wer größere Körperregionen durchleuchten lassen will, sollte gleich die Kreditkarte mitnehmen.

Schluss mit dem schlechten Gewissen

Patienten haben immer wieder das Gefühl, sie selbst seien dafür verantwortlich, wenn sie krank geworden sind. Das fängt schon bei Kindern an, die beispielsweise glauben, sie hätten Krebs bekommen, weil sie frech zur Oma gewesen sind. Eine Aufgabe von Ärzten besteht darin, ihren Patienten das schlechte Gewissen zu nehmen. Denn in den meisten Fällen ist Krankheit Schicksal, Pech – und nicht auf ein falsch geführtes Leben zurückzuführen.

Leider tragen manche Ärzte dazu bei, ihren Patienten ein schlechtes Gewissen zu machen. Sicherlich, Alkohol- und Nikotinmissbrauch begünstigen die Entstehung etlicher Krankheiten, aber wenn der Patient bereits erkrankt ist, dann ist es nicht produktiv, ihm auch noch Vorwürfe deswegen zu machen. Und viele Leiden entstehen trotz vermeintlich gesündester Lebensführung, ohne dass irgendjemand etwas dafür kann.

Wo bleibt die Fürsorge in der Vorsorge?

Es gibt Sätze, denen muss man einfach zustimmen. »Krebs, rechtzeitig erkannt, ist heilbar«, lautet so ein unwiderlegbares Diktum. Das ist zweifellos richtig, denn wenn ein Leiden »rechtzeitig« diagnostiziert wurde, impliziert das nun mal, dass Heilung immer möglich ist – sonst wäre es ja nicht rechtzeitig gewesen. Kampagnen zur Krebsfrüherkennung werben mit diesem Pleonasmus und vermitteln den ebenso simplen wie in seiner Verallgemeinerung falschen Dreischritt: Früher erkennen, besser behandeln, länger leben.

Das Dumme ist nur, dass sich viele Tumore nicht rechtzeitig erkennen lassen – oder dass sie gar nicht erkannt werden müssten, weil sie zeitlebens nie Beschwerden verursacht hätten. Früherkennung und ihre medizinischen Folgen können daher mehr schaden als nutzen. Manchmal bedeutet »Vorsorge«, dass nur die Sorgen vorverlegt werden.

Nachdem Ärzte, Kliniken und Gesundheitsministerien jahrzehntelang einseitig die möglichen Vorteile der Früherkennung betont und beworben hatten, wird die Kritik an den Tests seit dem Jahr 2000 kontinuierlich lauter und der Vorteil für Gesunde hinterfragt – nur solche werden schließlich in den Früherkennungsprogrammen angesprochen. Dennoch hat der Bundestag 2002 beschlossen, das Mammographie-Screening einzuführen, und die Felix-Burda-Stiftung versucht mit enormem finanziellem Aufwand und Medieneinfluss, die Bereitschaft zur Darmspiegelung zu steigern.

»Fernsehsender scheinen die Krebsarten untereinander aufgeteilt zu haben«, sagt der Wissenschaftsautor Christian Weymayr. »Die ARD den Darm, das ZDF die Prostata, Sat1 die Brust.« Unausrottbar ist auch die Analogie zum Auto, wie Weymayr zeigt. Schon 1933 wurden Männer angesprochen, ihren Körper wie ihr Automobil untersuchen zu lassen. Heute heißt es in einer Broschüre zur Früherkennung von Prostatakrebs anhand des Prostataspezifischen Antigens (PSA) wenig subtiler: »Ein Mann kennt die PS seines Autos, kennt er auch sein PSA?«

Warum es so schwierig ist, mit Früherkennung Leiden zu vermindern oder gar zu verhindern, wird anhand der variablen Ausbreitung von Krebs deutlich. Es gibt vier verschiedene Typen von Krebs. Typ 1 kann mittels einer Früherkennungsuntersuchung entdeckt werden, bevor Metastasen entstehen. Frühe Therapie verhindert das weitere Krebswachstum und bringt tatsächlich Heilung. Hier führt eine frühe Diagnose zu gewonnenen Lebensjahren. In diesem Fall ist Früherkennung sinnvoll und bedeutet echte Vorsorge. Typ 2 bildet hingegen schon früh Metastasen. Früherkennung und früh begonnene Therapie können den Krebs nicht mehr heilen. Früherkennung führt in diesem Fall zu keiner Verlängerung des Lebens, sondern zu einer Verlängerung des Leidens.

Typ 3 beschreibt zwar auch einen Tumor, doch der bildet nie Metastasen. Die Früherkennung führt trotzdem zu einer frühen Therapie. Da der Tumor aber nicht tödlich ist, wird das Leben durch Früherkennung nicht verlängert, das Leiden durch Nebenwirkungen der Therapie hingegen schon. Typ 4 schließlich beschreibt einen Tumor, der so langsam wächst oder zeitlebens so klein bleibt, dass er nie auffallen oder Beschwerden verursachen würde. Bei der Früherkennung wird er entdeckt und in der Folge eine Therapie eingeleitet. Durch die Behandlung wird das Leben nicht verlängert, sondern die unnötige Diagnose (»Überdiagnose«) und Therapie (»Übertherapie«) belasten den Patien-

68
Selbst schuld

DER ARZT SAGT:
Sie hätten zur Vorsorge gehen sollen

DER PATIENT VERSTEHT:
Ich bin selbst schuld an meiner Krankheit

DER ARZT MEINT:
Hätte Ihnen ein schlechtes Gewissen erspart

ten. Manche Ärzte rühmen sich dessen dennoch. »Die ›erfolgreichsten‹ Krebsbehandlungen sind dann die jener Tumore, die nie aufgefallen wären«, sagt die Gesundheitswissenschaftlerin Ingrid Mühlhauser von der Universität Hamburg.

Jürgen Windeler, seit September 2010 Leiter des Instituts für Qualität und Wirtschaftlichkeit im Gesundheitswesen, hält den Satz »Vorsorge rettet Leben« schlicht für falsch, wenn es um die Früherkennung von Prostatakrebs mittels PSA geht. »Damit wird es zum Dauerzustand, dass immer mehr Menschen zu Krebspatienten werden, ohne dass es nötig wäre oder eine sinnvolle Therapieoption gibt«, so Windeler.

Operation oder Bestrahlung haben oft Inkontinenz oder Impotenz zur Folge. Die rektale Untersuchung mit dem Finger sei noch fragwürdiger als der PSA-Test – eine »ebenso entwürdigende wie symbolhafte Handlung, zu deren Nutzen keine ernsthaften Studien vorliegen«. Der Einsatz des PSA habe Windeler zufolge dazu geführt, dass 40 bis 50 Prozent der im Screening entdeckten Prostata-Karzinome prognostisch günstig seien – und die Ärzte nicht wüssten, was sie gegen diese Tumore unternehmen sollten, von denen die Männer zeitlebens nie etwas bemerkt hätten.

Die Ärzte gehen auf wunderliche Weise mit diesen Erkenntnissen um. In den Leitlinien der Urologen steht zwar, es sei nicht belegt, dass ein PSA-Screening »und damit verbundene Risiken diagnostischer und therapeutischer Konsequenzen durch eine Lebensverlängerung aufgewogen werden«. Trotzdem soll »Männern mit dem Wunsch nach einer Früherkennungsunter-

69

Maschinenmodell

DER ARZT SAGT:
Ihr Auto bringen Sie ja auch regelmäßig zur Inspektion

DER PATIENT VERSTEHT:
Ich habe mich zu lange nicht um mich selbst gekümmert

DER ARZT MEINT:
Sie sollten jedes Quartal hier auftauchen

suchung auf ein Prostatakarzinom die Bestimmung des PSA und eine digitale rektale Untersuchung empfohlen werden«. Man darf allerdings getrost bezweifeln, dass Männer von sich aus mit dem Wunsch nach einem Früherkennungstest in die Praxis kommen – eher stimulieren Ärzte die Nachfrage.

Wenn Ingrid Mühlhauser in ihren Vorträgen zeigt, dass auch bei der Früherkennung von Brustkrebs der belegbare Nutzen allenfalls marginal ist, kommt es im Auditorium schnell zu einer ablehnenden Haltung. Bei Darmkrebs lassen sich zwar Krebsvorstufen entfernen, was tatsächlich den Begriff »Vorsorge« rechtfertigt. Doch auch in diesem Fall überwiegen die Vorteile nicht eindeutig. Jürgen Windeler betont, dass sich trefflich darüber streiten ließe, ob bei Früherkennungstests einer, zwei oder keiner von 1000 Teilnehmern vom Screening profitieren.

»Solange nicht 30 oder gar 300 von 1000 einen Nutzen haben, könnten der riesige Aufwand und die kleinen Effekte Anlass bieten, über den Sinn der Früherkennung nachzudenken.« Man müsse aber den Schwenk von Organisationen wie der Krebshilfe anerkennen, die früher lediglich »Reklame betreiben« hätten mit dem Ziel, die Teilnahme zu steigern, und heute ausgewogen informieren, um die Entscheidung für oder gegen eine Untersuchung zu erleichtern.

Christian Weymayr weist darauf hin, dass für die Entscheidung neben Epidemiologie und Statistik auch das individuelle Risiko und die subjektive Einstellung eine Rolle spielen. Der Psychiater Klaus Dörner, bei

70
Zwang der Bürokratie

DER ARZT SAGT:
Sie verlassen das Krankenhaus auf eigene Verantwortung

DER PATIENT VERSTEHT:
Ich werde es bereuen und wieder krank werden

DER ARZT MEINT:
Ich muss mich schließlich rechtlich absichern

71
Das Ende der Aufklärung

DER ARZT SAGT:
Ich erkläre Ihnen jetzt genau, was wir vorhaben

DER PATIENT VERSTEHT:
Warum muss er mir das so haarklein darlegen, wenn er sich sicher ist, dass er das Richtige tut?

DER ARZT MEINT:
Nervig, dass Patienten immer alles im Detail wissen wollen

dem vor mehr als zwölf Jahren Darmkrebs festgestellt wurde, zeigt die Paradoxien, die Patienten begegnen, die den für sie richtigen Weg finden wollen. Um das Vertrauen in die Medizin zu behalten, habe es ihm geholfen, so Dörner, »von der Wissenschaft nichts zu verstehen«. Als ein einfühlsamer Arzt Dörner über die Therapie und den wahrscheinlichen Krankheitsverlauf aufklären wollte, blaffte der Psychiater ihn an: »Hören Sie auf! Ich habe mich in Ihre Hände begeben, weil ich Ihnen vertraue. Ihre Aufklärungsbemühungen schmälern mein Vertrauen nur.«

Dörner gelang es »trotz einiger Mühe« nicht, ein schlechtes Gewissen zu entwickeln, weil er nie an Tests zur Früherkennung teilgenommen hatte. Mit weniger als 20 Prozent nimmt nur eine kleine Minderheit der Deutschen Früherkennung in Anspruch. Die Mehrheit sei Dörner zufolge nicht etwa ignorant, sondern hat wohl gute Gründe, die ihr aber nicht bewusst seien. Damit folge sie der Skepsis gegenüber der Früherkennung, die neuerdings auch wissenschaftlich belegt sei. Vorsorge in Screeningprogrammen drohe Fürsorge zu ersetzen. Gesunde Bürger würden auf diese Weise zu therapie- und präventionsbedürftigen Patienten. Längst sei die Medizinindustrie dabei, das Schicksal auszurotten und in behandelbare Krankheiten zu überführen.

Krankgeschrieben:
Ärzte und Pharmafirmen erklären
Gesunde zu Patienten

Schotten sind Virtuosen an der Fritteuse. Sie werfen Schokoriegel in heißes Fett und servieren sie dann als »Deep fried Mars Bar«; 40 Prozent der schottischen Imbissbuden bieten laut einer Erhebung derartige Leckereien an. Ähnlich populär ist auch »Deep fried Pizza« – die Tiefkühlpizza wird direkt in die Fritteuse gegeben, als Beilage werden Pommes gereicht. Vergleichsweise harmlos ist da Haggis, eine Spezialität aus gehäckselten Schafsinnereien. Wer seine Geschmacksknospen derart stimuliert, kann auch die quietschorangene Limonade Irn-Bru trinken, die einem chemischen Kombinat zu entstammen scheint.

Gesund ist das alles nicht unbedingt. Ärzte und Wissenschaftler aus Schottland schlagen deswegen auch immer wieder Alarm. Im Fachblatt *BMC Public Health* beklagten sie beispielsweise, dass 97,5 Prozent aller Schotten krank sind oder es aufgrund ihrer »gefährlichen Lebensweise« bald werden.[22] Viele Schotten rauchen, trinken zu viel Alkohol, bewegen sich kaum, sind zu dick – und was sie essen, ist nicht nur zu viel, sondern meist auch ungesund. Für 86 Prozent der Schotten würden mindestens zwei dieser Risikofaktoren zutreffen, für 20 Prozent sogar alle fünf, wie die Untersuchung ergab.

Obwohl die Schotten in einschlägigen Erhebungen zur Gesundheit nie gut abschneiden – dort erleiden die Menschen öfter Infarkte und Schlaganfälle als in Frank-

---

72
Grenzwertig

DER ARZT SAGT:
Ihre Cholesterinspiegel sind weit über dem Grenzwert

DER PATIENT VERSTEHT:
Dann habe ich ja eh keine Chance, die jemals zu unterschreiten

DER ARZT MEINT:
Ein bisschen Diät und ein Medikament, dann wird das schon

73
Entwarnung geht anders

DER ARZT SAGT:
Noch ist alles in Ordnung

DER PATIENT VERSTEHT:
Es dauert nicht mehr lange, dann bin ich krank

DER ARZT MEINT:
Alles im grünen Bereich

reich, Italien oder Spanien –, ist es übertrieben, gleich ein ganzes Land als krank zu bezeichnen. Alkohol, Übergewicht und Bewegungsmangel machen schließlich nur im Exzess krank.»Manche Pharmafirmen, Ärzte und andere Profiteure im Gesundheitswesen sehen ihre Aufgabe darin, neue Krankheiten auf den Markt zu bringen – oder Medikamente, die ihre Krankheit noch suchen«, sagt Michael Kochen, langjähriger Präsident der Deutschen Gesellschaft für Allgemeinmedizin. »Durch immer niedrigere Grenzwerte werden immer größere Kreise der Bevölkerung krank geredet.« Das ist ziemlich frustrierend – die Grenzwerte, beispielsweise für Cholesterin, werden so extrem gesenkt, dass Patienten denken: Das kann ich ohnehin niemals erreichen.

Die strengen Maßstäbe, nach denen Übergewicht schon bei einem Body-Mass-Index von 25 beginnt, wurden beispielsweise erst 1996 von der Weltgesundheitsorganisation (WHO) festgelegt. Als die Gesundheitsinstitute der USA die Definition 1998 übernahmen, wurden auf einen Schlag 35 Millionen beschwerdefreie Amerikaner zu übergewichtigen Risikoträgern. In jüngster Zeit wird leicht erhöhter Blutzucker immer öfter als Prä-Diabetes bezeichnet. Viele Ärzte sehen Risikofaktoren wie erhöhtes Cholesterin schon als Krankheit selbst an. In der Folge werden Laborwerte behandelt und nicht Kranke. Im Fall des Cholesterins wird zudem darüber hinweggegangen, dass die Hälfte der Infarktopfer normale Blutfette aufweist.

Europas Kardiologen haben immer wieder ihre Leitlinien verschärft – und damit fast alle Erwachsenen zu Patienten gemacht. Die Experten empfehlen Grenzwerte beim Blutdruck von 140 zu 90 und beim Cholesterin von 193 Milligramm pro Deziliter Blut. 90 Prozent der 50-Jährigen hätten demnach ein erhöhtes Risiko, frühzeitig einen Herzinfarkt oder Schlaganfall zu erleiden. Die flächendeckende Krankmacherei hat Folgen: Es fehlen Geld und Zeit für diejenigen, die wirklich krank sind: »Kein noch so reiches Land kann es sich leisten, immer größere Teile der Bevölkerung zu behandeln«, kritisiert die Allgemeinmedizinerin Iona Heath aus London. Und Michael Kochen sagt: »Die Welt ist nicht kränker geworden – aber nach den Kriterien mancher Experten kommen normale Gesunde nicht mehr vor.« Für die Schotten bleibt als Trost: So bald werden sie noch nicht aussterben.

Schlechtes Vorbild Arzt

Mediziner halten sich nicht an das, was sie empfehlen

Der Wegweiser muss nicht den Weg gehen, den er zeigt. Trotzdem ist es verblüffend, wie groß die Unterschiede zwischen dem sind, was Ärzte ihren Patienten empfehlen, und dem, was sie medizinisch für sich selbst in Anspruch nehmen. Gerade bei Operationen halten sich die Doktoren auffällig zurück. Ob Leistenbrüche, Gallensteine oder künstliche Hüftgelenke – Mediziner zögern, wenn sie selbst unters Messer sollen, und ihre Impfquote ist auch nicht besonders hoch. »Wofür Ärzte sich entscheiden, hängt stark von ihrer Perspektive ab«, sagt Gesundheitswissenschaftler Peter Ubel von der Duke University im amerikanischen Durham. »Für sie selbst gelten offenbar ganz andere Kriterien als für ihre Patienten.«

Ubel zeigte, dass Ärzte bei Therapieentscheidungen oft andere Schwerpunkte setzen als das, was sie ihren Patienten nahelegen.[23] Hypothetisch vor die Wahl gestellt, billigen sie ihren Patienten bei Dickdarmkrebs die Behandlung mit den besseren Überlebenschancen zu, sich selbst hingegen die Therapie mit geringeren Nebenwirkungen und Komplikationen – auch wenn dabei theoretisch mehr Menschen sterben. »Wahrscheinlich spielen irrationale Erwägungen und Ängste vor Spätfolgen eher eine Rolle für die eigene

74
Unters Messer

DER ARZT SAGT:
Der Eingriff wird empfohlen

DER PATIENT VERSTEHT:
Ich muss mich operieren lassen

DER ARZT MEINT:
Man kann aber auch abwarten und konservativ behandeln

Entscheidung – gilt der Rat hingegen anderen, werden die Prioritäten klarer gesetzt«, vermuten die Autoren. Der Schweizer Sozialmediziner Gianfranco Domenighetti hat in vielen Untersuchungen gezeigt, dass Ärzte und ihre Angehörigen seltener operiert werden (weil sie sich seltener operieren lassen) als medizinische Laien.[24] Erstaunlicherweise gilt dies auch für die Ehefrauen von Juristen. Ihnen wie auch Ärztinnen und den Gattinnen von Ärzten wurde nur halb so oft aufgrund einer gutartigen Geschwulst die Gebärmutter entfernt wie dem Durchschnitt der weiblichen Bevölkerung. Die Gründe sind naheliegend: In Medizinerfamilien ist bekannt, dass etliche Operationen riskant und nicht unbedingt nötig sind. Und bei Juristen sind die Ärzte zurückhaltender, weil sie mögliche Folgekosten und langwierige Auseinandersetzungen vor Gericht fürchten.

»Ärzte wissen, dass manche medizinischen Eingriffe zu oft stattfinden, etwa die Aufdehnung der Herzkranzgefäße«, sagt Max Geraedts, Leiter des Instituts für Gesundheitssystemforschung an der Universität Witten-Herdecke. »Vermutlich sind sie dann für sich noch vorsichtiger als bei ihren Patienten.« Das Misstrauen gegenüber den eigenen Kollegen und Zweifel an manchen Segnungen der Medizin sowie eine detaillierte Kenntnis der Nebenwirkungen mögen zusätzlich dazu beitragen, dass Ärzte auf etliche Behandlungen verzichten. »Köche gehen auch seltener essen als der Durchschnitt – und wenn, dann dort, wo sie wissen, dass es gut ist«, meint auch der medizinische Bildungsforscher Martin Fischer von der Ludwig-Maximilians-Universität München.

»Wir üben mit den Medizinstudenten, sich in die Patienten hineinzuversetzen und zu überlegen, was ihnen besonders wichtig ist«, sagt Geraedts. Die Lebenssituationen, die Absicherung und die späteren Pflegebedingungen eines 60-jährigen Arztes und die seines 60-jährigen Patienten können schließlich völlig unterschiedlich sein – der eine will bequem in den Ruhestand übergehen, der andere hat noch viele Pläne. »Da kann es sogar stimmig sein, wenn der Arzt für sich zu einer anderen Entscheidung kommt als für seine Patienten«, so Geraedts.

Dass der Arzt seinen Patienten zu manchen Eingriffen rät, so wie der Metzger den Kunden eher Wurst als Käse empfehlen wird, sei verständlich, so der Medizindidaktiker Fischer. Patienten sollten ihrem Arzt daher immer, wenn sie unsicher sind, die Frage stellen, wie der Mediziner für sich oder seine Angehörigen entscheiden würde, wenn er selbst betroffen wäre. Diese ebenso banale wie naheliegende Frage löst oft einen Perspektivenwechsel beim Arzt aus – und führt zu erstaunlichen Erkenntnissen für den Patienten.

Ärzte sollten Kranke nicht mit eigenen Problemen behelligen

Der Arzt hatte es gut gemeint, wollte wohl Trost spenden. Er verriet dem Patienten deshalb, dass er an der gleichen Krankheit leide wie dieser: Er habe auch diesen Reflux. Die Magensäure steigt auf und irritiert die Speiseröhre. Ein anderer Arzt rechnete seinem Patienten vor, wohl um ihn dadurch zu motivieren, dass er bei gleicher Größe 15 Kilogramm weniger wiege und Halbmarathon laufe. Ein Doktor bot seinem Patienten

75
Unfairer Vergleich

DER ARZT SAGT:
Ich bin so groß wie Sie, wiege aber einiges weniger und mache regelmäßig Sport

DER PATIENT VERSTEHT:
Er findet mich fett und unsportlich

DER ARZT MEINT:
Das sollte ihn doch anspornen, das schafft er auch

einen guten Preis für die Räume über seiner Praxis an, ein weiterer Mediziner beklagte sich bei einem Kranken, dass er gerade solo sei und auch sonst wenig Freunde habe, und fragte den Patienten dann nach dessen Problemen beim Wasserlassen.

Wenn Ärzte ins Plaudern geraten, erzählen sie Patienten manchmal von eigenen Beschwerden oder persönlichen Problemen. Bisher taten sie das in dem Glauben, Kranken damit Gutes zu tun. Die meisten Mediziner vermuten, dass sie so das Verhältnis zu den Patienten verbessern und Nähe vermitteln wollen, sagt Susan McDaniel, Familienärztin an der Universität Rochester im US-Staat New York. Ärzte sehen so viele Patienten, dass die Visiten oft kurz ausfallen und sich das Gespräch auf die Symptome beschränkt.

Doch geteiltes Leid ist offenbar nicht immer halbes Leid, denn Patienten haben keinen Nutzen von der Leutseligkeit ihrer Doktoren. Im Gegenteil: Reden Mediziner über sich, stört dies die Arzt-Patienten-Beziehung, berichteten Ärzte 2007.[25] Ein Medizinerteam hat fast 200 Gespräche zwischen Ärzten und Patienten aufgezeichnet und analysiert. Resultat: Alles dreht sich nur um den Arzt, wenn dieser von sich erzählt, was mehr als ein Drittel der Mediziner taten. Dadurch wird der Informationsfluss unterbrochen und die ohnehin knappe Zeit noch kürzer, in der sich Patienten ihrem Arzt anvertrauen können. So nahmen 70 Prozent der Patienten das Thema des Arztes auf, statt auf ihr Anliegen zurückzukommen.

»Ich rede selbst gelegentlich mit Patienten über mich und bin deshalb von den Ergebnissen ebenso überrascht wie enttäuscht«, sagt der Allgemeinmediziner Howard Beckman, Ko-Autor der Studie. Er hatte erwartet, dass Ärzte, die persönlich werden, ihre Patienten im Mittelpunkt sehen und dass Kranke sich mehr öffnen und wichtige Informationen preisgeben, wenn sie spüren, dass ihr Arzt auch über sich redet. Doch in 85 Prozent der Fälle hatten die Kranken keinen Nutzen von dieser Art Gespräch, sondern nur die Mediziner, so Beckman.

Psychosomatisch geschulte Ärzte wissen allerdings schon länger, dass sie es tunlichst vermeiden sollten, mit Kranken über sich selbst zu reden. Ganz selten kann es Patienten zwar helfen, sagt Peter Henningsen, Leiter der Klinik für Psychosomatische Medizin und Psychotherapie an der Technischen Universität München. Meistens ist es jedoch ein Zeichen dafür, dass der Arzt nicht hinhört und sich nicht einfühlt, wenn er von sich redet. Zudem vermittele der Arzt unterschwellig den Patienten: Stell dich nicht so an, ich sitze trotzdem hier und arbeite. Das schwingt mit, sagt Henningsen. Das Signal an den Patienten ist dann: Deine Probleme sind nicht so wichtig.

Ärzte sollten also die Schilderung persönlicher Schwierigkeiten den Patienten überlassen und diesen zeigen, dass sie sich einfühlen können, indem sie auf die Sorgen und Nöte der Kranken eingehen. Das Schlagwort von der sprechenden Medizin darf keinesfalls bedeuten, dass Ärzte zwar über sich reden, den Patienten aber nicht aufmerksam zuhören, sie unterbrechen oder ihnen über den Mund fahren.

76
Überschrift

DER ARZT SAGT:
Sie wollen nicht wissen, womit ich mich heute schon herumgeschlagen habe

DER PATIENT VERSTEHT:
Meine Beschwerden sind läppisch, er nimmt sie gar nicht ernst und hat zudem Wichtigeres zu tun

DER ARZT MEINT:
Routinefall, haben wir gleich abgehakt

Sprechende Medizin – falsch verstanden

77
Abgefertigt

DER ARZT SAGT:
Ich schreibe Ihnen da mal was auf

DER PATIENT VERSTEHT:
Ich wollte doch gar nichts verschrieben bekommen. Ich brauche einen Rat

DER ARZT MEINT:
Jetzt ist er zufrieden

Immer wieder sind Patienten irritiert von ihrem Arzt, weil der ihnen ständig ungefragt etwas von seinen Freizeitaktivitäten erzählt. Ein Patient, der sonst nicht auf den Mund gefallen ist, war ein, zwei Tage lang ziemlich verstört. Er wollte mit seinem Arzt endlich ein paar grundlegende Fragen zu seiner fragilen Wirbelsäule erörtern, sei aber nicht dazu gekommen, weil der Mediziner entweder einfach weiterredete, ein Rezept ausstellte oder sich bereits zur Verabschiedung erhoben hatte, ohne dass der Kranke sein Anliegen hätte vorbringen können.

Liebe Ärzte, ihr müsst das mit der sprechenden Medizin irgendwie falsch verstanden haben. Sprechende Medizin bedeutet nicht, dass der Arzt redet und der Patient zuhört. Eigentlich war das eher umgekehrt gemeint. Weil es Medizinern offenbar schwerfällt zuzuhören, gibt es mittlerweile sogar Hilfestellungen für allzu selbstbezogene Ärzte. Falls der Arzt die nicht kennt, sollte man sich als Patient nicht scheuen, die entsprechenden Tipps beim nächsten Mal seinem Doktor zu verraten, wenn man denn zu Wort kommt.

Schweigen kann therapeutisch oder auch pathologisch wirken. Es ist der Heilung zuträglich, wenn der Patient sich besser verstanden fühlt, weil der Arzt mal die Klappe hält. Die Genesungschancen sind größer, wenn sich der Kranke geborgen weiß. Eine zu lange Pause kann aber auch schädlich sein. Vermutet ein Patient beispielsweise, dass er todkrank ist, und will von seinem Arzt wissen, ob er bald sterben muss, kann es den Kranken in tiefe Not stürzen, wenn der Doktor die Antwort zu lange hinauszögert.

Meistens ist allerdings das Problem in der Arztpraxis, dass sich der Doktor zu wenig Zeit für das Gespräch nimmt. Die aktuelle Form der Honorierung bietet Ärzten keinerlei Anreize für eine Heilkunde, die den Kranken und ihren Sorgen zugutekommt. Wird beispielsweise eine Kassenpatientin mit Brustkrebs behandelt, muss der Frauenarzt viel Idealismus und wenig betriebswirtschaftliches Kalkül mitbringen, wenn er gute Medizin betreiben will. Zur Betreuung gehört es in diesem Fall eigentlich, die Ängste und Erwartungen der Patientin zu besprechen, die Abfolge der Chemotherapie zu erläutern und Perspektiven für den oft günstigen Krankheitsverlauf zu eröffnen. Hinzu kommt die medizinische wie die psychologische Begleitung während der Behandlung.

Pro Quartal bekommt ein Frauenarzt – je nach Bundesland – pauschal zwischen 15 und 35 Euro dafür. Dass sie für diese zeitintensive und menschlich anspruchsvolle Tätigkeit schlechter bezahlt werden als eine Tankstelle für einen Reifenwechsel, verbittert viele Ärzte zu Recht. Lukrativ ist es für Mediziner, Schläuche zu schieben, Bilder zu machen und andere invasive Untersuchungen durchzuführen. Das Gespräch mit Patienten lohnt sich aus betriebswirtschaftlicher Sicht hingegen nicht.

78
Schweigeminute

DER ARZT SAGT:
Nichts

DER PATIENT VERSTEHT:
O Gott, ich bin todkrank, er weiß nur noch nicht, wie er es mir sagen soll

DER ARZT MEINT:
Nichts

Die Macht negativer Gedanken

Kann das sein, ist er wirklich *deswegen* gestorben? Allein weil er damit rechnete zu sterben? Zu unwahrscheinlich klingt die Geschichte des indischen Verbrechers aus den 1930er-Jahren, die in die medizinische Fachliteratur eingegangen ist.[26] Der gesunde Mann mittleren Alters war zum Tode verurteilt worden, aber zuvor durfte ein Arzt noch ein Experiment mit ihm anstellen: Er verband dem Delinquenten die Augen, fesselte ihn an Armen und Beinen an das Bett und ritzte mit einem Skalpell die Haut an Handflächen und Fußsohlen ein. Gleichzeitig stach der Doktor kleine Löcher in Wasserbeutel, die er zuvor an den Bettpfosten angebracht hatte. Mit dem Schnitt in die Haut begann das Wasser in die Blechschüsseln zu tropfen. Pling, pling, pling.

Der Arzt stimmte einen monotonen Singsang dazu an, mit der Zeit wurde er absichtlich immer leiser. Irgendwann tropfte das Wasser nur noch langsam in die Schüsseln – und der Verbrecher war nicht mehr ansprechbar. Der Doktor vermutete, dass der Mann eingeschlafen oder ohnmächtig geworden war. Doch der Arzt irrte gewaltig. Der Verbrecher war tot – gestorben an dem Glauben, dass er verbluten würde. Dabei hatte er durch die kleinen Schnitte in der Haut nicht mal ein Schnapsglas voll Blut verloren.

Negative Gefühle und Vorstellungen haben eine enorme Kraft. Sie können sogar Gesunde umbringen. Der Verlust eines geliebten Menschen, der Schmerz

79
Schicksalsfrage

DER ARZT SAGT:
Sterben müssen wir alle mal

DER PATIENT VERSTEHT:
Es geht zu Ende mit mir

DER ARZT MEINT:
Niemand kann wissen, wie lange er leben wird

über eine furchtbare Nachricht oder andere Schrecken gehen an die Substanz. Das gilt im Alltag, trifft aber auch in großem Ausmaß für die Heilkunde zu. So widersprüchlich es klingt: Gerade die Medizin, die eigentlich gesund machen soll, hält ein beachtliches Arsenal bereit, damit Menschen sich krank fühlen oder krank werden: Voreilige Diagnosen, eingebildete Risiken und die Angst vor Nebenwirkungen können massiv schaden. Bekannt ist etwa das Schicksal des Mannes, dem der Arzt unmittelbar nach der Operation mitteilte, dass der Krebs sich in seinem Körper ausgebreitet habe und man leider nichts mehr dagegen tun könne. Der Patient drehte sich nach dieser Mitteilung wortlos zur Wand um und starb noch am selben Tag.

»Es gibt in der Medizin eine Menge negativer Symbole, die dazu führen können, dass sich der Zustand eines Patienten verschlechtert«, ist Fabrizio Benedetti überzeugt. Der Forscher aus Turin untersucht den Einfluss positiver wie negativer Gedanken auf den Körper. »Das kann ein gemeiner und rücksichtsloser Arzt sein, aber auch schon das Geräusch des Zahnarztbohrers, das schon Schmerzen auslöst, bevor überhaupt damit gebohrt wurde.«

Schamanen, Heiler und natürlich auch Ärzte verfügen über eine besondere Macht, Menschen gesunden – aber eben auch erkranken – zu lassen. Das zeigt die Geschichte von Vance Vanders, die aus den 1930er-Jahren dokumentiert ist. Spätabends hatte er noch eine mysteriöse Verabredung. Auf dem Friedhof des kleinen Ortes in Alabama sollte er einen Mann treffen, der in dem unheimlichen Ruf stand, ein Hexendoktor zu sein.

Der Magier nahm eine Flasche mit übel riechender Flüssigkeit, schwenkte sie vor Vanders' Gesicht herum und prophezeite ihm, dass er bald sterben müsse und nichts ihn retten könne.

Vanders war nach dem Treffen am Boden zerstört. Zu Hause ging es ihm stündlich schlechter. Bald darauf war er so ausgezehrt, dass er ins Krankenhaus musste. Die Ärzte fanden jedoch keine Erklärung für seinen miserablen Zustand. Dann erzählte Vanders' Frau einem Arzt von den seltsamen Verwünschungen. Der Mediziner war zunächst ratlos, dann fasste er einen Plan. Er rief Vanders' Familie am Krankenbett zusammen, tat verschwörerisch und erzählte, dass er den Hexer zur Rede gestellt habe. Der obskure Medizinmann hätte demnach während der Verwünschung Eidechseneier in Vanders' Magen gezaubert. Dort wären die Tiere dann geschlüpft und verschwunden – allerdings sei ein Reptil im Körper verblieben und würde Vanders nun von innen auffressen.

Der Arzt hatte eine Krankenschwester eingeweiht, die eine enorme Spritze mit Brechmittel vorbereitet hatte. Unter großem Zeremoniell spritzte der Doktor das Emetikum, und der Patient begann sich heftig zu übergeben. In der allgemeinen Unruhe zog der Arzt unbeobachtet eine Eidechse aus seiner Tasche und zeigte sie triumphierend herum: »Schau mal, Vance, was gerade aus dir herausgekommen ist«, sagte er. »Es ist alles gut jetzt, der Zauber ist vorbei.« Der Patient trank ein großes Glas Wasser und fiel bald darauf in tiefen Schlaf. Es ging ihm von Tag zu Tag besser, und schon bald wurde er entlassen.

Moderne Hexenmeister

Vance Vanders hatte Glück, denn er überlebte den Fluch dank seines geschickten Arztes. Andere Menschen sterben hingegen an der Kraft der schlechten Gedanken. Solche Ereignisse finden sich nicht nur weit zurückliegend in der Geschichte oder bei Menschen, die an Voodoo glauben. Die Verwünschungen kommen heute allerdings in einem anderen Gewand daher. Wissenschaftler untersuchen, welche mächtige Wirkung negative Gefühle und Gedanken in der Medizin entfalten. Die Nocebos (wörtlich: »Ich werde schaden«) gelten in der Forschung als Gegenstück zum Placebo (»Ich werde gefallen«). In beiden Fällen gilt: Es gibt zwar keinen materiell fassbaren Wirkstoff, der den Kranken zugeführt wird – aber trotzdem ist die Wirkung auf den Patienten enorm. »Der Placebo-Nocebo-Effekt ist ein erstaunliches Beispiel dafür, wie Seele und Geist mit dem Körper interagieren«, sagt Fabrizio Benedetti.

Wie schlechte Gedanken krank machen, ist auch für Forscher immer wieder verblüffend. Amerikanische Psychologen konnten kürzlich zeigen, dass die Wahrscheinlichkeit, an einem Herzschlag zu sterben, für Frauen dreimal so hoch ist, wenn sie glauben, dass sie besonders anfällig für einen Infarkt sind. »Depressionen und negative Gefühle erhöhen bei allen Menschen die Gefahr für einen Infarkt so stark wie Bluthochdruck«, sagt Karl-Heinz Ladwig, Herzexperte in der Klinik für Psychosomatik der Technischen Universität München.

Erschöpfung und negative Gefühle wie Hoffnungslosigkeit in den sechs Monaten zuvor seien so typisch für einen drohenden Infarkt, dass Ärzte den seelischen

Beschwerden und Stimmungstiefs ihrer Patienten viel mehr Aufmerksamkeit schenken sollten. Stattdessen beachten sie oft nur die klassischen Risikofaktoren Bluthochdruck, Diabetes und erhöhtes Cholesterin.

Krebsärzte wissen, dass etlichen Patienten bereits *vor* der Chemotherapie übel wird und sie schon Tage vorher oder auf dem Weg ins Krankenhaus erbrechen müssen. Es ist die negative Erwartung, die ihnen übel aufstößt – umgekehrt erfahren viele Menschen rasend schnelle Linderung von einer Kopfschmerztablette, obwohl sie die gerade erst geschluckt haben und die Arznei aus rein pharmakologischer Sicht noch gar nicht den Schmerz dämpfen kann, weil sie die Rezeptoren und Schmerzzentren im Körper noch nicht erreicht hat.

Moderne Hexenmeister tragen nicht mehr seltsame Elixiere mit sich herum. Heute sind sie im Kittel und mit Stethoskop unterwegs. Wer noch nicht krank ist, der wird von Medizinern mit Hilfe von Risikofaktoren, Wahrscheinlichkeiten und fragwürdigen Empfehlungen zum angeblich gesunden Leben krank geredet oder sogar krank gemacht.

Was ihre Vorhersagen anrichten können und dass sie auf manche Kranke wie eine Verwünschung wirken, ist Ärzten meistens nicht bewusst. Bekannt ist beispielsweise der Fall von Sam Shoeman, bei dem fortgeschrittener Leberkrebs festgestellt wurde. Shoeman, seine Familie und auch seine Ärzte glaubten, dass er nur noch wenige Monate zu leben hatte – und sagten ihm das auch. Der Kranke hielt sich vorschriftsgemäß an die Prognose und starb wenige Wochen später.

80
Das Leben ist ein einziges Risiko

DER ARZT SAGT:
Sie sind ein Risikopatient

DER PATIENT VERSTEHT:
Ich habe kaum Chancen, den Eingriff zu überleben

DER ARZT MEINT:
Ein paar Blutwerte sind erhöht

81
Besondere Körper

DER ARZT SAGT:
Ihre Anatomie lässt mich erschaudern

DER PATIENT VERSTEHT:
Ich bin hinüber

DER ARZT MEINT:
Selten so interessante Abweichungen von der Norm gesehen

Während der anschließenden Obduktion stellte sich allerdings heraus, dass Shoeman zwar an einem Tumor litt, der auch bereits gestreut hatte. Der Krebs hatte aber noch nicht die Größe erreicht und die Metastasen waren noch nicht so fortgeschritten, dass der Patient auch daran gestorben wäre. Der Glaube, dass er an dem Krebs sterben würde, brachte den Kranken um.

Mindestens so wichtig wie darauf zu achten, dass gute Gedanken und Gefühle sich ausbreiten, ist es daher, zu verhindern, dass schlechte Gedanken und Gefühle zu viel Schaden anrichten. Im Freundeskreis, in der Familie und unter Kollegen kann ein dahingesagtes garstiges Wort schon sehr verletzend sein und lange nachwirken. Noch schlimmer sind allerdings die düsteren Vorhersagen und nebenbei fallengelassenen Bemerkungen von Ärzten und anderen Therapeuten. Wer für das Wohl und Wehe seiner Patienten sorgen kann, dessen Worte können, wenn sie negativ ausfallen, besonders verletzend sein und furchtbare Folgen haben.

Die Wege von Hoffnung und Enttäuschung im Körper

Fabrizio Benedetti, Jon-Kar Zubieta und Manfred Schedlowski sind angesehene Placebo-Forscher und versuchen, den Geist – oder zumindest seine Auswirkungen – materiell fassbar zu machen. So haben sie entdeckt, dass dieselben Andockstellen im Gehirn angesprochen werden, unabhängig davon, ob nur eine schmerzlindernde Wirkung erwartet wird oder ob tatsächlich ein schmerzstillendes Medikament verabreicht wird. Neuerdings widmen die drei Wissenschaftler sich in ihrer Forschung auch der Kraft schlechter Gedanken.

Zubietas Gruppe von der University of Michigan in Ann Arbor hat untersucht, wie negative Erwartungen das Dopamin-System im Gehirn dämpfen. Dopamin gilt als *das* Glückshormon schlechthin, das einen Großteil unserer euphorischen Gefühle vermittelt. Das Team um Benedetti von der Universität Turin beobachtete, dass die Schmerzerwartung im Gehirn über den hormonähnlichen Botenstoff Choleszystokinin vermittelt wird und dass diese Schmerzbahn bei negativen Gedanken aktiviert wird. Blockierten die Forscher diese Substanz, die die Schmerzerwartung erhöht, mit Hilfe eines Medikaments, tat es den Probanden sogleich weniger weh.

Nicht immer kann allerdings so effektiv etwas gegen die Macht der negativen Gefühle unternommen werden wie bei dem verzweifelten Mann, der sich nach der Trennung von seiner Freundin das Leben nehmen wollte. Er schluckte 30 Tabletten, ziemlich starke Psychopharmaka, die er im Haus hatte, weil er an einer Medikamentenstudie teilnahm. Er brach kurz darauf zusammen, konnte aber zuvor noch einen Nachbarn benachrichtigen, der ihn in die Klinik brachte. Im Krankenhaus ging es dem Patienten immer schlechter.

Bald kam jedoch der Arzt vorbei, der die Untersuchung geleitet hatte. »Er war doch in der Kontrollgruppe«, sagte der Mediziner irritiert. Die Pillen, die der junge Mann geschluckt hatte, waren Scheinmedikamente und daher harmlos und dienten den Ärzten nur als Vergleichsmittel, um die Wirkung der tatsächlichen Medikamente zu überprüfen. Als der Patient da-

82
Lebenslänglich

DER ARZT SAGT:
Bei Ihnen ist das jetzt schon chronisch

DER PATIENT VERSTEHT:
Das war's. Das geht nie wieder weg. Ich werde damit bis an mein Lebensende klarkommen müssen

DER ARZT MEINT:
Ich muss der Sache von Neuem zu Leibe rücken

von erfuhr, war er erleichtert, und augenblicklich verschwanden die garstigen Symptome, die er mit der Kraft der schlechten Gedanken heraufbeschworen hatte.

Düstere Prognosen

Einem Mann überbrachten gleich mehrere Ärzte in der Klinik die Nachricht, dass er einen Herzschlag, einen Myokardinfarkt, eine Koronararterien-Thrombose und eine akute ischämische Episode erlitten hätte. Alle vier Bezeichnungen waren zwar medizinisch korrekt. Sie bedeuten aber alle dasselbe – Herzinfarkt. Nun ist ein Herzinfarkt zwar nicht harmlos, aber der Patient hatte Glück im Unglück und war nicht so schlimm dran.

Nachdem er die Aufzählung der verschiedenen Diagnosen gehört hatte, befürchtete er hingegen, dass es besonders schlimm um ihn stand, wenn an seinem Herzen gleich so vieles nicht in Ordnung war. Als er sich ängstlich bei einer Krankenschwester erkundigte, was denn nun mit ihm los sei, entgegnete diese mit betretenem Gesichtsausdruck, er solle lieber nicht nachfragen. Manche Äußerungen können so verletzend sein wie ein tätlicher Angriff.

In einem anderen Fall fragte ein Patient, der gerade einen Herzinfarkt erlitten hatte, beim Oberarzt nach, ob er zu Thanksgiving Ende November wieder zu Hause sein könnte. Dieses Fest ist für viele Amerikaner noch wichtiger als Weihnachten, und bis zu diesem Termin waren es noch vier Wochen. Der Arzt reagierte schroff und entgegnete, dass der Patient schon zufrieden sein könne, wenn er an Weihnachten wieder zu Hause wäre. Kurz danach verlor der Patient das Bewusstsein, sein Puls raste und die Ärzte konnten ihn nur mit Mühe vor einem weiteren Herzstillstand bewahren.

Der amerikanische Kardiologe und Friedensnobelpreisträger Bernard Lown hat nach seinen Erfahrungen mit der negativen Kraft des ärztlichen Wortes Hunderte taktlose Bemerkungen gesammelt, mit denen Ärzte ihre Patienten verunsichert und gefährdet haben.[27] Leider, so Lowns Fazit, könne man Patienten in einer Klinik kaum vor unpassenden Bemerkungen bewahren. Typische Sätze von Ärzten, die Lown notiert hatte, lauteten:

83
Explosionsgefahr

DER ARZT SAGT:
Sie tragen eine Zeitbombe in Ihrer Brust

DER PATIENT VERSTEHT:
Der Infarkt kommt jeden Moment

DER ARZT MEINT:
Die Risikofaktoren des Patienten sind erhöht

Dieses eingeengte Blutgefäß ist ein Witwenmacher.
Es geht schnell mit Ihnen bergab.
Sie leben nur mit geborgter Zeit.
Ihr nächster Herzschlag könnte Ihr letzter sein.

Lown hat vielfach erlebt, dass Patienten ängstlich und voller düsterer Befürchtungen zu ihm in die Praxis oder die Klinik gekommen sind und er Mühe hatte, sie wieder aufzurichten. »Ich habe mit Bestürzung bemerkt, dass diese Emotionen weitgehend iatrogen bedingt sind, das heißt von den Worten herrühren, die Ärzte verwendet haben«, sagt Lown. Den Patienten rät der Mediziner, Ärzten umso weniger zu vertrauen, je erschreckender und furchteinflößender ihre Sprache ist und je düsterer ihre Prognosen werden, wenn man ihren Ratschlägen nicht folgt.

»Ein Arzt, der schwarzen Trauerflor aushängt, ist entweder ein Handelsvertreter oder ein Scharlatan,

84
Verlängerung

DER ARZT SAGT:
Wir müssen Sie länger hierbehalten

DER PATIENT VERSTEHT:
Er will mir nur noch nicht sagen, dass es bald vorbei ist

DER ARZT MEINT:
Die Heilung verzögert sich ein bisschen

85
Die nächste Instanz

DIE KRANKENSCHWESTER SAGT:
Das erklärt Ihnen dann gleich der Herr Doktor

DER PATIENT VERSTEHT:
Ich habe etwas so Furchtbares, dass sie gar nicht mit mir darüber reden darf

DIE KRANKENSCHWESTER MEINT:
Ich habe so viel anderes zu tun, das soll der Doktor ihm jetzt halt selber auseinandersetzen

der niemals seinen infantilen Wunsch überwunden hat, den lieben Gott zu spielen«, sagt Lown. Außerdem sollten Patienten dem Arzt von Anfang an sagen, dass sie alle Untersuchungen, zu denen er ihnen rät, nicht bei ihm durchführen lassen werden. Auf diese Weise kommt er erst gar nicht in die Versuchung, sich bei seinen Empfehlungen von finanziellen Interessen leiten zu lassen.

An die Ärzte appelliert Lown, sich besser zu überlegen, wie sie mit ihren Patienten reden, damit sie es nicht zu verschulden haben, wenn es dem Kranken nach dem Arztbesuch noch schlechter geht als vorher: »Das Bedürfnis, Unheilbares zu diagnostizieren, das Nichtbehandelbare zu behandeln, das Nichtvorhersagbare zu prognostizieren, ist nicht nur eine arrogante Anmaßung, sondern öffnet auch die Büchse der Pandora mit gefährlichen Folgen.«

Der Schmerz der schlechten Nachricht

Das Schönste am Schmerz ist, wenn er nachlässt. Lästig daran ist nämlich nicht nur, dass es wehtut. Intensiver Schmerz ist selbst eine psychische Belastung und wird als Stress empfunden. Ein Teufelskreis, weil die Wahrnehmung von Stress wiederum das Schmerzempfinden verstärkt. Chronische Angst, auch die Angst vor Schmerzen, aber auch Unzufriedenheit, privater Ärger, Zukunftssorgen, gedrückte Stimmung, Selbstzweifel und Antriebslosigkeit – all das sind Faktoren, die dazu führen können, dass Schmerzen stärker wahrgenommen werden. Die Schmerzschwelle wird in diesen Fällen weiter gesenkt – man wird empfindlicher. Auf diese Weise wird Schmerz geradezu erlernt.

Jeder kennt diesen Mechanismus vom Besuch beim Zahnarzt. Die Angst vor dem Dentisten – die übrigens 20 Prozent aller Mitteleuropäer kennen – ist purer Stress. Durch den Stress wird im Nervensystem die Schmerzwahrnehmung »gebahnt« und das Schmerzerleben ist daraufhin intensiver. Diese Zusammenhänge finden sich auch auf der Ebene des Gehirns und der Nervenbahnen und haben für die Behandlung zu der verblüffenden Erkenntnis geführt: Wenn man die Angst oder die niedergeschlagene Stimmung richtig behandelt, wird dadurch auch die Schmerzwahrnehmung deutlich gelindert und verschwindet in manchen Fällen sogar ganz.

Ein definiertes Schmerzzentrum im Gehirn gibt es jedoch nicht – offenbar ist die Fähigkeit, Schmerzen zu verspüren, reine Nervensache und stark davon abhängig, wie die Nerven und Botenstoffe durch den seelischen Zustand des Menschen moduliert werden. Und der lässt sich durch die Worte des Arztes immens beeinflussen.

Haben Patienten beispielsweise wenig Hoffnung auf Genesung, fangen sie an zu »katastrophisieren«. Sie sagen sich dann: »Das bringt ja sowieso nichts« und »Es wird von Tag zu Tag schlimmer«. Diese typischen Äußerungen von Patienten, die sich kraft-

86
Böse Erwartung

DER ARZT SAGT:
Das kann gleich höllisch wehtun

DER PATIENT VERSTEHT:
Ich werde furchtbare Qualen erleiden

DER ARZT MEINT:
Bei manchen Patienten brennt es ein bisschen. Aber lieber übertreibe ich, dann ist die Überraschung groß, wenn er kaum etwas merkt

87
Die falsche Form von Zuspruch

DER ARZT SAGT:
Andere lernen mit diesem Leiden zu leben

DER PATIENT VERSTEHT:
Ich bin ein Weichei und stelle mich besonders wehleidig an

DER ARZT MEINT:
Das macht ihm jetzt bestimmt Mut, wenn er das weiß

und mutlos in ihr scheinbar unabänderliches Schicksal fügen und nicht daran glauben, dass es ihnen auch wieder besser gehen könnte, führen tatsächlich dazu, dass es ihnen schlechter geht. Denn manche Dinge im Körper funktionieren nach einem einfachen Prinzip: Wer nicht mehr mit einer Verbesserung seines Zustandes rechnet, bei dem setzt sie auch nicht mehr ein. Der Körper hat dann aufgegeben und der Geist schon längst.

Schmerz hinterlässt Spuren. Die Nerven zur Weiterleitung des Schmerzimpulses werden sensibler und der Schmerz wird »gebahnt«. Wenn Schmerzen unter psychischen Belastungen erfahren wurden, prägt sich auch dies ein. Die Orte für Schmerz- und die für die Gefühlsverarbeitung liegen im Gehirn nämlich dicht beieinander. Das Gehirn vernetzt beide Zustände, denn Schmerz bedeutet für den Körper Stress und schlechte Laune. Durch Angst vor Schmerz wird der Stress noch größer. »Wenn diese Spur erst einmal genügend befahren wurde, funktioniert es auch umgekehrt«, sagt Carl Scheidt, Professor für Psychosomatik an der Universität Freiburg. »Dann lässt sich durch Stress und negative Erwartungen auch Schmerz auslösen.«

Denn leider merkt sich der Körper nicht nur die positiven Erfahrungen, sondern er registriert auch negative Muster. In den Gehirnregionen des Limbischen Systems, genauer: im Bereich des Mandelkerns und der vorderen Kommissur, werden Schmerzreize mit Gefühlswahrnehmungen verknüpft. Dort entscheidet sich, wie intensiv der Schmerz aus dem Rückgrat in das Bewusstsein gelangt. Dort wird ausgewählt, welche Schmerzreize aus der Peripherie des Körpers überhaupt im Gehirn ankommen. Gesunde verfügen über etliche Kontrollposten, die den Schmerz auf seinem Weg zum Gehirn hemmen.

Ähnlich wie der Türhüter in Kafkas Erzählung »Vor dem Gesetz« den Mann vom Lande daran hindert, sein Anliegen vorzubringen, gibt es spezifisch hemmende Nervenbahnen, die einzig dazu da sind, bestimmte Schmerzreize zu unterdrücken. Sie hemmen auf Rückenmarksebene die Schmerzweiterleitung. »Gate-Control-Theorie« nennen das die Forscher. »Durch chronische Schmerzerfahrung und negative Gefühle wird die Schmerzschwelle gesenkt, und der hemmende Einfluss auf die Schmerzbahnung entfällt«, sagt Scheidt.

Negative Gefühle schlagen sich sogar neurobiologisch nieder, sie gehen buchstäblich auf die Nerven. Der Türhüter wird dann durchlässig für äußere Begehren, um im Bild zu bleiben. »Schmerz ist keine Einbahnstraße, auf der Impulse nur von den peripheren Nerven zum Gehirn verlaufen«, sagt Ulrich Egle von der Universität Mainz. »Mindestens ebenso wichtig ist das, was durch Gefühle und Wahrnehmungsmuster von oben nach unten zurückgemeldet wird.«

Die Erwartung bestimmt die Pein

Die Kraft positiver Gedanken kann so groß sein, dass sie Schmerzen fast so stark lindert wie eine Dosis Morphin. Stellt man sich allerdings vorab schon auf heftige Schmerzen ein – etwa vor dem Zahnarztbesuch –, empfindet man sie auch stärker, als wenn sie den Körper unvorbereitet heimsuchen. Wissenschaftler der Universität Winston-Salem in North Carolina haben experimentell gezeigt, wie subjektiv körper-

88
Es kann nicht sein, was nicht sein darf

DER ARZT SAGT:
Das kann jetzt aber unmöglich so sehr wehtun

DER PATIENT VERSTEHT:
Ich habe halt etwas noch viel Schlimmeres als das, was er vermutet

DER ARZT MEINT:
Das kann jetzt aber unmöglich so sehr wehtun

liche Pein erlebt wird. Ihr Fazit: Die Intensität der unangenehmen Empfindungen wird entscheidend davon beeinflusst, welches Ausmaß an Schmerzen zuvor erwartet wurde.[28]

Die Neurobiologen haben eine originelle Versuchsanordnung für ihren Schmerzversuch gewählt: Freiwilligen Teilnehmern fügten sie unangenehme, aber vollkommen ungefährliche Hitzereize am Unterarm zu. Im immer gleichen zeitlichen Abstand erhöhten die Forscher die heißen Schmerzreize von »gering«, über »mäßig« bis »stark«. Nachdem diese Steigerung zwei Tage lang trainiert worden war, veränderten die Wissenschaftler die Tortur: Nun bekamen die Probanden einen starken Schmerzreiz zu dem Zeitpunkt versetzt, an dem sie nur mit mäßiger Pein gerechnet hatten.

So unerwartet mit starker Hitze malträtiert, verringerte sich die subjektive Schmerzwahrnehmung um 28 Prozent im Vergleich zu den Versuchen, in denen starke Schmerzen von den Versuchsteilnehmern erwartet und ihnen auch verabreicht wurden. 28 Prozent sind ein beachtlicher Wert. Um etwa 30 Prozent werden Schmerzen auch durch Opiate gemildert – das sind jene medikamentösen Schmerzkiller, die am stärksten wirken.

»Wir erleben Schmerzen nicht im luftleeren Raum«, sagt der Neurowissenschaftler Robert Coghill, der die Untersuchung geleitet hat. »Schmerz ist nicht nur das Ergebnis von Signalen aus einer malträtierten Körperregion, sondern er entwickelt sich aus dem gedanklichen Umfeld eines Menschen, das bei jedem einzigartig ist.« In der Untersuchung zeigte sich auch, dass Nerven in den Hirnregionen, in denen sich die Schmerzzentren befinden, stärker aktiviert waren, wenn Schmerzen erwartet wurden. Die Wege der Schmerzempfindung waren gleichsam schon freigeräumt, bevor der entsprechende Reiz angekommen war. Die Pein auf der Haut hatte deshalb unvermutet freie Bahn zum Gehirn.

Wenn jeder seine Schmerzwahrnehmung positiv beeinflussen kann, könnte sich das auch auf den Alltag von Kranken äußerst hilfreich auswirken. »Schmerzen müssen mit mehr als nur mit Pillen behandelt werden«, sagt der Neurobiologe Coghill. »Unser Gehirn kann den Schmerz formen – und diese Fähigkeit müssen wir ausnützen.« Coghill meint damit die Kraft positiver Gedanken. Menschen sollten nicht mit dem Schlimmsten oder dem größtmöglichen Schmerz rechnen, sondern abwarten, was kommt. Dann hat der Schmerz nicht gleich freie Bahn, sondern wird auf dem Weg zum Gehirn aufgehalten und gedämpft.

Aus der Behandlung von Patienten mit chronischen Beschwerden ist der Zusammenhang zwischen Stimmung und körperlicher Pein bereits bekannt: Schmerztherapeuten wissen, dass Antidepressiva nicht nur die Laune heben können, sondern bei manchen Patienten auch effektiv die Schmerzen dämpfen. Manchmal werden die Mittel gegen die Schwermut sogar zur Schmerzlinderung eingesetzt. Weil die Hirnregionen für Schmerz und Wohlbefinden so eng miteinander verknüpft sind, trägt bessere Stimmung dazu bei, körperliche Torturen weniger stark zu empfinden.

89
Aua!

DER ARZT SAGT:
Melden Sie sich, wenn Sie Schmerzen haben

DER PATIENT VERSTEHT:
Schmerz, Schmerz, Schmerz

DER ARZT MEINT:
Eigentlich tut bei dieser Untersuchung nichts weh

»Für chronisch Kranke ist es wichtig, die eigene Schmerzerwartung zu unterbrechen«, sagt Carl Scheidt, Professor für Psychosomatik an der Universität Freiburg. »Kommt man nicht aus diesem Teufelskreis heraus, gilt leider: Chronischer Schmerz sagt weiteren chronischen Schmerz voraus.« Dann werden selbst die schlimmsten Erwartungen Wirklichkeit: Der Schmerz bleibt und kommt einem sogar jedes Mal noch stärker vor.

Was Patienten brauchen

Leiden ernst nehmen

Der Umgang mit Leiden, bei denen keine körperliche Ursache festgestellt wird, ist schwierig: »Sage ich den Leuten, sie haben nichts, sind sie enttäuscht, sage ich ihnen, sie haben etwas, sind sie auch enttäuscht. Deshalb sage ich meistens: Wir finden keine Ursache, aber Sie haben trotzdem Beschwerden«, erklärt ein Arzt treffend das Dilemma.

Mit dem Krankheitsbild des Patienten ändern sich auch die Ansprüche an den Arzt. Er soll erkennen, wo er Patienten abholen kann, ob die Kranken und ihre Angehörigen eine naturwissenschaftliche Erklärung ihrer Leiden, ein psychisches Deutungsmuster oder ein tradiertes Bezugssystem in der Auseinandersetzung mit der Krankheit akzeptieren. Ob sie an Gott, an Schicksal oder Fremdbeeinflussung glauben. Das Motto der Kinderärzte, »Wer Kinder behandelt, muss sich bücken können«, gilt im übertragenen Sinne für alle Ärzte. Mit dem Wandel der Krankheitsbilder steigen auch die Erwartungen an die Medizin. Zugleich sinkt die Bereitschaft, Leid und Entbehrung als Teil der Existenz wahrzunehmen. Die Medizin muss in diesem Prozess immer öfter die Pufferfunktion übernehmen.

90
Freakshow

DER ARZT SAGT:
Das sieht ja total interessant aus

DER PATIENT VERSTEHT:
Ich bin abnorm, ein Freak, das ist gefährlich, was ich da habe, vermutlich bin ich unheilbar krank

DER ARZT MEINT:
Ist nicht weiter schlimm, aber so habe ich das noch nie vor mir gehabt

91
Nichts gefunden

DER ARZT SAGT:
Da ist nichts

DER PATIENT VERSTEHT:
Er glaubt mir nicht, dass ich Beschwerden habe

DER ARZT MEINT:
Der Befund ist unauffällig

Eltern fordern heute mehr denn je einen gehörigen Faktor Zeit. Sie wollen auch ihre Sicht des Krankheitsprozesses ihrer Kinder darstellen. Gute Kinderärzte sind solche, die dieses Bedürfnis respektieren. Schlechte wissen alles besser. Thure von Uexküll hat schon vor Jahrzehnten erkannt, dass Patienten nur dann bereit sind, mit den Ärzten ein heilsames Bündnis einzugehen, wenn die Vorstellungen des Patienten über die Krankheit mit dem übereinstimmen, was der Arzt sagt.

Es nützt weder Patienten noch Ärzten, wenn mit naturwissenschaftlichen Argumenten liebgewonnene Mythen von »Entschlackung« oder »Entwässerungstees« zerstört werden. Auch wenn es keine physiologische Wirklichkeit der Entschlackung gibt, sich die Verengungen und Verkalkungen der Blutgefäße nicht entfernen lassen und eine Reinigung des Darms nicht möglich ist, dürfen diese Vorstellungen nicht ignoriert werden. Jedenfalls nicht, wenn eine Verständigungsebene zwischen Ärzten und Patienten angestrebt ist.

Schließlich verrät die Art und Weise, wie Beschwerden erklärt, welche Gründe als Krankheitsursachen gesucht und gefunden werden, etwas darüber, was die Menschen in ihrer Zeit beschäftigt, wovor sie Angst haben und wovon sie sich überfordert fühlen. Das Reden über Krankheit, das Ringen um die richtige Lebensführung und die beste Behandlung beleuchten den jeweiligen Glauben an heilsame Wirkungen, schädliche Einflüsse. Patienten mit und ohne Befund meinen zu wissen, warum sie gerade »anfällig« sind oder sich nicht »schützen« konnten. Werden sie nicht ernst genommen, schadet das den Patienten, und der Arzt erreicht nichts.

Die Kunst des Weglassens

Die Visite verlief hektisch, der Chefarzt war schlecht gelaunt. Als er am Bett einer älteren Patientin mit Herzbeschwerden stand, sagte er zu den Assistenzärzten, die einen Kreis um ihn bildeten, dass es sich hier ja wohl um einen typischen Fall von TS handele. TS steht im Mediziner-Jargon für eine Trikuspidalklappen-Stenose – die meist nicht besonders bedrohliche Verengung einer Herzklappe. Die Patientin hatte aufmerksam zugehört. Nach der Visite sagte sie zu dem Assistenzarzt, der sie betreute: »Das ist das Ende.« Schließlich könne TS ja nur »terminale Situation« bedeuten.

Obwohl der junge Arzt der Dame erklärte, dass sie sich nicht zu sorgen brauche, verschlechterte sich ihr Zustand rapide. Sie bekam Atemnot, in ihren Lungen sammelte sich immer mehr Flüssigkeit an. Der Arzt alarmierte seinen Chef, dass er die Patientin dringend aufklären sollte, wie er seine Bemerkung gemeint habe. Als der Chefarzt abends nochmals bei ihr vorbeikam, war sie am Lungenödem gestorben. Wahrscheinliche Diagnose: Tod durch Hoffnungslosigkeit und negative Erwartungen.

Bernard Lown schildert dieses Erlebnis mit einer Patientin, die sich zu Tode ängstigte – er selbst war der junge Assistenzarzt – in seinem Buch *Die verlorene Kunst des Heilens*. Dem guten Arzt ist das Wort schließlich das wichtigste therapeutische Hilfsmittel überhaupt. Es kann mächtiger sein als jedes Medikament

92
Packungsbeilagen-Panik

DER ARZT SAGT:
Etwa fünf Prozent der Patienten haben Nebenwirkungen

DER PATIENT VERSTEHT:
Ich spüre jetzt schon, wie es anfängt zu jucken

DER ARZT MEINT:
Meistens passiert nichts

und Skalpell. Deshalb hat der ungarische Psychoanalytiker Michael Balint früh den Begriff von der »Droge Arzt« geprägt.

Mit ihren Worten können Ärzte aber nicht nur heilen und lindern, sondern auch verletzen und sogar töten. Unbedachte Äußerungen haben schon viele Patienten irritiert – und vermutlich ihre Prognose deutlich verschlechtert. Im *Deutschen Ärzteblatt* haben Ärzte und Psychologen um Winfried Häuser gezeigt, mit welchen Sätzen Ärzte ihre Patienten verunsichern und ihnen Schaden zufügen können.[29]

Besonders im Krankenhausalltag unterlaufen Ärzten wie Pflegekräften immer wieder Äußerungen, die nicht böse, sondern sogar hilfreich gemeint sind – aber dennoch fatale Wirkungen haben können. »Schlechte Neuigkeiten fördern schlechte Physiologie«, sagt Clifton Meador von der Vanderbilt-Universität.

In der Fachliteratur sind etliche Fälle von Patienten dokumentiert, bei denen Krebs im Endstadium diagnostiziert wurde. Die Kranken, ihre Familien und auch die Ärzte glauben fest daran, dass dem Patienten nur noch wenige Monate bleiben. Wenn die Kranken dann tatsächlich einige Wochen später sterben, bietet sich den Ärzten gelegentlich auf dem Seziertisch eine Überraschung: Bei der Obduktion zeigen sich Tumore, die noch relativ klein sind und keine anderen Organe infiltriert und auch keine Metastasen gebildet haben. »Manche Menschen sterben nicht an Krebs, sondern daran, dass sie glauben, an Krebs zu sterben«, sagt Clifton Meador, der solche Fälle genauer untersucht hat. »Wenn man von allen so behandelt wird, als ob man bald sterben müsse, glaubt man das irgendwann auch. Alles im Leben dreht sich dann nur noch um das Sterben.«

Gerade die besonders ängstlichen Patienten legen jedes Wort des Arztes auf die Goldwaage. Leider wird in der medizinischen Ausbildung noch immer zu wenig Wert auf die Gesprächsführung gelegt. »Patienten wissen in der Klinik oft nicht mehr, was mit ihnen gemacht wird und warum. Sie werden immer unsicherer und ängstlicher und halten das Unwahrscheinliche für wahrscheinlich«, sagt Bernard Lown. »Sie gehen in der Medizin verloren.«

Das Aufklärungsgespräch stellt ein besonderes Dilemma dar. Einerseits sind Ärzte dazu verpflichtet, Patienten über mögliche Nebenwirkungen und andere Risiken zu unterrichten, damit diese eine informierte Entscheidung treffen können. Andererseits überfordern und verunsichern mehrseitige Aufklärungsbögen und Beipackzettel und das Gespräch über jede mögliche Komplikation – und sei sie noch so selten. »Der Schaden durch Nocebos ist enorm«, sagt Manfred Schedlowski, Psychologe an der Uni Essen. »Viele Menschen nehmen Medikamente aus Angst vor Nebenwirkungen schon nicht mehr ein – Ärzte müssten besser darüber aufklären.« Kaum ein Mediziner sage seinen Patienten, dass Pharmafirmen verpflichtet sind, jede Nebenwirkung, die aufgetreten ist, aufzulisten, »auch wenn es wahrscheinlicher ist, vom Blitz getroffen zu werden«.

Die Autoren um Winfried Häuser schlagen daher vor, dass Ärzte im Aufklärungsgespräch betonen, wie verträglich eine Therapie ist. Statt zu erwähnen, dass fünf Prozent der Patienten Nebenwirkungen spürten,

93
Komplikationen in der Möglichkeitsform

DER ARZT SAGT:
Bei dem Eingriff kann es zu Infektionen und Blutungen kommen

DER PATIENT VERSTEHT:
Infektion, Blutung

DER ARZT MEINT:
Harmlose Routineuntersuchung, aber ich muss halt aufklären

94
Lang andauernde Blockade

DER ARZT SAGT:
Sie haben einen inkompletten Rechtsschenkelblock

DER PATIENT VERSTEHT:
Block am Herzen, Block am Herzen

DER ARZT MEINT:
Haben viele Menschen, besonders die Schlanken und Sportlichen

könne man schließlich auch sagen: »Die meisten Patienten vertragen das Medikament sehr gut.« Auch können Patienten zustimmen, dass sie nicht über jede harmlose Nebenwirkung informiert werden, wenn sie etwas verschrieben bekommen, und nur aufgeklärt werden, wenn schwere oder irreversible Folgen drohen.

Ärzte sollten nicht nur darauf achten, wie sie ihre Worte wählen, um negative Vorstellungen bei Patienten zu vermeiden (»Sie sind ein Risikopatient«). Sie können das Gespräch auch so lenken, dass der Patient bei einer kleinen Abweichung nicht sofort vermutet, schwer krank zu sein. Der Satz: »Sie haben im EKG einen inkompletten Rechtsschenkel-Block«, ist beispielsweise ziemlich heikel, denn dass es sich dabei meist um eine harmlose Abweichung des Herzrhythmus handelt, hört der Patient vor lauter Schreck oft nicht mehr. Er versteht nur: Block am Herzen. Manchmal ist es besser, dass Ärzte gar nichts sagen, statt den fragilen Gemütszustand, in dem sich viele Patienten ohnehin befinden, noch weiter zu erschüttern.

Ausreden lassen

Ärzte wollen, dass die Kranken in der Schilderung ihrer Beschwerden möglichst schnell auf den Punkt kommen und sich nicht in allgemeinen Klagen verlieren und damit den Betrieb in Praxis oder Krankenhaus aufhalten. Nur was ist der Punkt? Für Ärzte lohnt es sich gleich in mehrfacher Hinsicht, wenn sie ihren Patienten zuhören, sie ausreden lassen und Empathie zeigen. Die Patienten sind dann nicht nur zufriedener. Wer kommunikative Fähigkeiten beherrscht und einfühlsam im Patientengespräch ist, hat zudem auch weniger Beschwerden und Klagen bei Ärztekammern und anderen Behörden zu befürchten. Zu diesem Ergebnis kamen jedenfalls kanadische Ärzte nach Durchsicht der entsprechenden Akten.[30]

Die Mediziner hatten untersucht, über welche Art von Ärzten sich Patienten besonders häufig beklagen. Für ihre Erhebung kam den Studienautoren zugute, dass angehende Mediziner in Kanada seit 1993 an einem eintägigen Test teilnehmen müssen, in dem ihre kommunikativen Fähigkeiten und ihr Geschick in der klinischen Untersuchung bewertet werden. Dieser Test im Rahmen der Medizinerausbildung wurde immer wieder als unzureichend kritisiert, um die vielfältigen Fähigkeiten, die ein Arzt haben sollte, zu erfassen. In der Studie zeigte sich jedoch, dass diejenigen Ärzte, die in dem Test gut abschnitten, deutlich seltener mit Klagen von Patienten zu rechnen hatten. 3424 Mediziner wurden in die Studie einbezogen. In der Gruppe, die in der Kommunikationsprüfung die wenigsten Punkte erreichte, gab es 170 Beschwerden mehr, als nach dem statistischen Durchschnitt zu erwarten gewesen wären.

»Ein niedriger Wert in diesem Examen ist ziemlich aussagekräftig dafür, wie zufrieden die Patienten zukünftig mit dem Arzt sein werden«, sagt Robyn Tamblin von der McGill University, der Erstautor der Studie. »Es ist wie eine Dosis-Wirkungs-Beziehung – je höher die Werte, desto weniger wahrscheinlich sind Beschwerden.« Dieser überraschend deutliche Zusammenhang sei unabhängig davon gewesen, ob es sich um männli-

95
Was wem wichtig ist

DER ARZT SAGT:
Ist der Schmerz brennend, stechend, dumpf oder lokalisiert?

DER PATIENT VERSTEHT:
Die Schmerzen stehen doch gar nicht im Vordergrund, aber gut, schildere ich ihm, was es damit auf sich hat

DER ARZT MEINT:
Kommen Sie mal auf den Punkt

96
Ärztliche Ignoranz

DER ARZT SAGT:
Jetzt zeigen Sie mir mal, wo genau das wehtut

DER PATIENT VERSTEHT:
Alles andere, was ich ihm eben geschildert habe, seit wann ich das habe, wie es dazu kam und so weiter, das interessiert den alles gar nicht

DER ARZT MEINT:
Für diese epische Breite habe ich keine Zeit

che oder weibliche Ärzte handelte, ob sie aus dem Ausland oder Kanada stammten und ob sie in Ontario oder Quebec praktizierten. »Diese Beobachtung unterstreicht, wie wichtig es ist, frühzeitig und regelmäßig in der Mediziner-Ausbildung auf kommunikative Fähigkeiten und den angemessenen Umgang mit Patienten zu achten«, sagt Gregory Makoul vom Zentrum für Kommunikation in der Medizin der Northwestern University Chicago.

Auch in Deutschland bemühen sich Medizinfakultäten inzwischen darum, das Kommunikationstraining in der Ausbildung zu stärken. An der Universität München etwa wurde 2007 das Zentrum für Unterricht und Studium (Zeus) eingeweiht. »Wir schulen Studenten systematisch darin, besser mit Patienten umzugehen und praktische Fertigkeiten zu optimieren«, sagt der Internist Martin Fischer, der das Zeus leitet und in München Professor für Medizindidaktik ist.

Mit dem Konzept der »Integrierten Medizin« versucht der Frankfurter Chirurg Bernd Hontschik seit Jahren, psychosomatische Ansätze und eine patientennahe Kommunikation in allen medizinischen Disziplinen zu stärken. Seine Erfahrungen in der Praxis fasst Hontschik verblüffend einfach zusammen: »Man muss Patienten ausreden lassen«, sagt der Chirurg. »Das spart Zeit, denn sonst drängt ihr eigentliches Anliegen immer wieder nach vorn.«

Der Patient, das unbekannte Wesen

Erst zögerlich entwickeln Medizinfakultäten praxisnahe Studienpläne und Kurse, die sich nach den Beschwerden der Patienten richten und nicht nach den Grenzen der medizinischen Spezialfächer. Zudem haben Ärzte bisher zu wenig darauf reagiert, dass Patienten heute mehr fordern denn je: Mitsprache, Aufklärung – und manchmal wollen sie eine zweite Meinung, bevor sie die erste gehört haben. Die Medizin wäre eine schöne Disziplin, wenn es Patienten nicht gäbe, denkt mancher Arzt.

Dieser auf den ersten Blick zynische Stoßseufzer deutet auch an, warum die Medizin nie reine Naturwissenschaft sein kann. Denn obwohl sie sich biologischer, chemischer und physikalischer Verfahren bedient, bleibt Medizin immer auch eine Erfahrungslehre. Der Patient verhindert, dass Medizin zur Naturwissenschaft verkommt – er ist, methodisch gesehen, der wohl größte Störfaktor in der Medizin.

Menschliche Eigenheiten machen es schließlich unmöglich, exakt vorherzusagen, wie schwer ein Patient an einer Krankheit leidet, wie er auf welche Therapie anspricht und wie lange er noch zu leben hat. Leider verhalten sich manche Mediziner so, als ob Patienten nicht nur methodisch stören, sondern auch im ärztlichen Alltag lästig sind.

Dabei müssen Mediziner heute erkennen, wo sie Patienten »abholen« können, ob

97
Nichts gebracht

DER ARZT SAGT:
Na, dann wollen wir Ihnen mal helfen

DER PATIENT VERSTEHT:
Alles vorher war Mist, das hat alles nichts gebracht

DER ARZT MEINT:
Die bisherige Therapie kann er komplett vergessen

98
Die Skepsis bleibt

DER ARZT SAGT:
Viele Untersuchungen haben gezeigt, wie gut das Medikament wirkt

DER PATIENT VERSTEHT:
Trau keiner Statistik, die du nicht selbst gefälscht hast

DER ARZT MEINT:
Es gibt kaum ein Mittel, dessen Nutzen besser belegt ist

99
Keine Experimente

DER ARZT SAGT:
Wir erproben das Medikament gerade in einer großen Studie, und Sie können daran teilnehmen

DER PATIENT VERSTEHT:
Er will mich zum Versuchskaninchen machen

DER ARZT MEINT:
Was für eine Chance! Patienten in Studien werden besser versorgt und sorgfältiger überwacht

Kranke eine naturwissenschaftliche Erklärung, psychische Deutungen oder andere Bezugssysteme bevorzugen. Eltern beanspruchen mehr Zeit denn je, um ihre Sicht der Krankheit ihrer Kinder darzustellen. Gute Ärzte respektieren dies. Schlechte wissen alles besser.

Nachwort

Es ist eine alte, aber leider häufig vernachlässigte Erkenntnis, dass eine gute Beziehung zwischen Arzt und Patient entscheidend zum Heilungsprozess beiträgt. Schon Hippokrates hat vor etwa 2500 Jahren darauf hingewiesen: »Dort, wo es Liebe zum Menschen gibt, findet sich auch Liebe zur Kunst. Manche Patienten werden – obgleich sie sich des Ernstes ihrer Lage bewusst sind – allein schon durch ihr gutes Einvernehmen und die Zufriedenheit mit ihrem Arzt wieder gesund.« Auch Paracelsus, der im 16. Jahrhundert in Deutschland als Heiler berühmt war, hat eine der wichtigsten Eigenschaften eines Arztes beschrieben: »Ein Arzt muss über Wahrnehmungsvermögen und Tastsinn verfügen, die es ihm ermöglichen, sich in die Befindlichkeit des Patienten einzufühlen.«

Die Medizin hat sich in den letzten Jahrzehnten leider eher auf das Gegenteil konzentriert. Spätestens mit dem Siegeszug der Naturwissenschaften in der Heilkunde seit der Mitte des 19. Jahrhunderts zählt in der Medizin hauptsächlich das, was sich chemisch-physikalisch messen, bestimmen und analysieren lässt oder wovon Ärzte sich mit Hilfe von Röntgen, Ultraschall, CT oder Kernspin ein Bild machen können.

»In der Konzentration auf zelluläre Defekte und genetische Faktoren zur Krankheitserklärung gehen psychosoziale Aspekte immer mehr verloren«, hat Thure von Uexküll im Jahr 2004, wenige Monate vor seinem Tod, gesagt. Der damals 96-jährige Mitbegründer der Psychosomatik sah »eine Tendenz der Zoologisierung der Heilkunde, an deren Ende hoffentlich nicht die Austreibung des Menschen aus der Medizin steht«. Diese Hoffnung kann man nur teilen. Denn seine psychosozialen Seiten machen das Wesen, das Einmalige des Menschen aus und kennzeichnen das Besondere der Arzt-Patient-Beziehung. Wenn der Mensch krank ist – und damit er es nicht wird –, darf man diese Aspekte nicht vergessen. Sonst betreibt man eine seelenlose Medizin, die Patienten schadet.

11 Tipps für den Arztbesuch

Immer wieder zeigt sich, welchen enormen Einfluss es auf das Wohlergehen der Menschen hat, wie sich ihr Arzt zu ihnen verhält und wie er mit den Menschen umgeht, die ihm anvertraut sind. Hier gibt es ein paar Empfehlungen, die für Patienten hilfreich sein können, um vom Arzt die optimale Behandlung zu erhalten. Scheuen Sie sich nicht, Ihren Arzt darauf anzusprechen und von ihm das zu erwarten, was er Ihnen dank seiner Ausbildung auch geben können sollte.[31]

1.
Die ebenso radikale wie einleuchtende Empfehlung lautet: Wenn Sie Tipps brauchen und Mühe aufwenden müssen, damit Ihr Arzt Ihnen zuhört und Ihre Bedürfnisse tatsächlich erkennt, sollten Sie ihn eher wechseln. Es spricht nicht für ihn, wenn Sie ihn erst darauf bringen müssen, wie wichtig Ihnen Ihre Beschwerden sind und was er zur Besserung beitragen kann. Ansonsten gilt:

2.
Vielen Patienten fällt erst hinterher ein, was sie alles fragen wollten. Schreiben Sie sich daher vor dem Arztbesuch auf, was Sie vom Doktor wissen möchten. Achten Sie darauf, dass Sie nicht mit fünf unbeantworteten Fragen in die Praxis hinein- und wieder hinausgehen. Achten Sie auch darauf, dass Sie die Antworten wirklich verstanden haben. Bitten Sie den Arzt um eine Ein-

schätzung und Bewertung, wenn Ihnen unklar ist, ob seine Äußerung für Sie positiv oder negativ ist, etwa ein »negativer Befund«. »Was bedeutet das für mich?«, kann so eine Nachfrage lauten.

3.

Gehen Sie nur dann wiederholt zum selben Arzt, wenn Sie ihn grundsätzlich sympathisch finden und das Gefühl haben, dass er Ihnen wirklich helfen kann. Zahlreiche Studien zeigen, dass dann die Behandlung am erfolgreichsten anschlägt und die Patienten am zufriedensten sind. Wenn Sie dem Arzt gegenüber skeptisch eingestellt sind, bringen Sie sich um einen Teil des möglichen Heilerfolgs.

4.

Sprechen Sie, wenn möglich, Ihren Arzt direkt, aber freundlich darauf an, wenn Sie mit dem Gespräch unzufrieden sind. Reagiert er nicht, bleiben Sie so lange beharrlich, bis er sich die Zeit nimmt, richtig zuzuhören.

5.

Sagen Sie Ihrem Arzt von sich aus, wenn Sie mehr bedrückt als nur körperliche Beschwerden. Warten Sie nicht darauf, dass er nach Ihrem psychischen Befinden fragt. Er kann schließlich nicht ahnen, ob Sie von Ihrem Ehepartner genervt sind, Sie am Arbeitsplatz ausgegrenzt werden oder anderes auf dem Herzen haben.

6.

Besprechen Sie die Ergebnisse und Einschätzungen, die Sie womöglich von einem zweiten Arzt bekommen, offen auch mit Ihren anderen Ärzten. Fragen Sie gezielt nach, welche Konsequenzen sie selbst jeweils daraus ziehen würden.

7.

Überprüfen Sie selbstkritisch, was Sie denken, woher Ihre Beschwerden kommen. Lassen Sie den Gedanken zu, dass auch andere als körperliche Ursachen, zum Beispiel Stress und psychische Belastungen, der Grund für Ihre Beschwerden sein können. Wenn das so ist, teilen Sie diese Erkenntnis Ihrem Arzt auch mit.

8.

Fragen Sie den Arzt, wenn er Ihnen zu einer Untersuchung oder Therapie rät, ob er bei sich und seinen Liebsten genauso verfahren würde. Ärzte nehmen das, was sie Patienten verordnen, deutlich seltener auch für sich selbst in Anspruch. Um sich abzusichern und nichts zu versäumen, raten Ärzte ihren Patienten im Zweifel zu mehr Diagnostik und Therapie, als sie selbst in Anspruch nehmen würden.

9.

Fragen Sie nach den Konsequenzen, die eine Untersuchung, ein Testergebnis oder eine Behandlung für Sie hat. Wenn nichts aus einer Blutanalyse folgt, außer dass Sie den entsprechenden Wert kennen, können Sie den Test auch bleiben lassen.

10.

Lassen Sie nicht locker, bis eine Lösung für Ihr Problem gefunden ist. Sonst verschleppen Sie das Leiden nur. Teilen Sie Ihrem Arzt mit, wenn Sie das Gefühl haben, dass er im Moment mehr für Sie tun könnte, und was das konkret sein könnte.

11.

Hören Sie sich die Vorschläge des Arztes in aller Ruhe an. Manche Patienten erkundigen sich nach einer zweiten Meinung, bevor sie die erste gehört haben.

Anmerkungen

Der bedürftige Mensch in der Medizin

1 Hontschik B: Körper, Seele, Mensch. Versuch über die Kunst des Heilens. Frankfurt a. M. 2006
2 Bartens W: Körperglück. Wie gute Gefühle gesund machen. München 2010
3 Reid S, Wessely S, Crayford T, Hotopf M: Medically unexplained symptoms in frequent attenders of secondary health care: retrospective cohort study. BMJ 2001;322:767
4 Salmon P, Ring A, Humphris GM, Davies JC, Dowrick CF: Primary care consultations about medically unexplained symptoms: how do patients indicate what they want? J Gen Intern Med. 2009;24:450

Salmon P, Wissow L, Carroll J, Ring A, Humphris GM, Davies JC, Dowrick CF: Doctors' attachment style and their inclination to propose somatic interventions for medically unexplained symptoms. Gen Hosp Psychiatry. 2008;30:104

Salmon P, Humphris GM, Ring A, Davies JC, Dowrick CF: Primary care consultations about medically unexplained symptoms: patient presentations and doctor responses that influence the probability of somatic intervention. Psychosom Med. 2007;69:571
5 Pollo A, Carlino E, Benedetti F: The top-down influence of ergogenic placebos on muscle work and fatigue. Eur J Neurosci 2008;28:379

Dr. med. Gedankenlos

6 Häuser W, Hansen E, Enck P: Nocebophänomene in der Medizin: Bedeutung im klinischen Alltag. Dtsch Arztebl Int 2012;109:459

7 Ioannidis JP, Panagiotou OA: Comparison of effect sizes associated with biomarkers reported in highly cited individual articles and in subsequent meta-analyses. JAMA 2011;305:2200

Hier können wir nichts mehr tun

8 Reuter E: Leben trotz Krebs – eine Farbe mehr. Interviews zu einem gelingenden Leben nach Krebs. Stuttgart 2010

9 Gould SJ: Illusion Fortschritt. Die vielfältigen Wege der Evolution. Frankfurt a. M. 1998

10 Rieff D: Tod einer Untröstlichen. Die letzten Tage von Susan Sontag. Frankfurt a. M. 2011

11 Collis E, Sleeman K: Do patients need to know they are terminally ill? Yes. BMJ 2013;346:f2589

12 Weeks JC, Catalano PJ, Cronin A, Finkelman MD, Mack JW, Keating NL, et al.: Patients' expectations about effects of chemotherapy for advanced cancer. N Engl J Med 2012;367:1616

13 Blackhall LJ: Do patients need to know they are terminally ill? No. BMJ 2013;346:f2560

14 Berg S: Die heile Welt der Kranken. Über den Versuch mit Morbus Parkinson zu leben. Der Spiegel 2011,39:112

Ärztedummquatsch

15 Lyons M: Do classical origins of medical terms endanger patients? Lancet 2008;371:1321

Ökonomischer Druck – wenn Patienten auf der Strecke bleiben

16 Kappauf HW: Beziehungsmedizin im Akutkrankenhaus aus der Sicht eines internistischen Onkologen. In: Hontschik B, Bertram W, Geigges W: Auf der Suche nach der verlorenen Kunst des Heilens. Bausteine der Integrierten Medizin. Stuttgart 2013. S. 311–320

17 Koch K, Gehrmann U, Sawicki PT: Primärärztliche Versorgung in Deutschland im internationalen Vergleich:

Ergebnisse einer strukturvalidierten Ärztebefragung. Dtsch Arztebl 2007;104:A2584

18 Hartzband P, Groopman J: The new language of medicine. N Engl J Med 2011;365:1372

Das lohnt sich doch nicht

19 Waber RL, Shiv B, Carmon Z, Ariely D: Commercial features of placebo and therapeutic efficacy. JAMA 2008; 299:1016

20 Hill LE, Nunn AJ, Fox W: Matching quality of agents employed in »double-blind« controlled clinical trials. Lancet 1976;1(7955):352

Jacobs KW, Nordan FM: Classification of placebo drugs: effect of color. Percept Mot Skills 1979;49:367

Lucchelli PE, Cattaneo AD, Zattoni J: Effect of capsule colour and order of administration of hypnotic treatments. Eur J Clin Pharmacol 1978;13:153

21 Kaptchuk TJ, Kelley JM, Conboy LA, Davis RB, Kerr CE, Jacobson EE, Kirsch I, Schyner RN, Nam BH, Nguyen LT, Park M, Rivers AL, McManus C, Kokkotou E, Drossman DA, Goldman P, Lembo AJ: Components of placebo effect: randomised controlled trial in patients with irritable bowel syndrome. BMJ 2008;336:999

Patel SM, Stason WB, Legedza A, Ock SM, Kaptchuk TJ, Conboy L, Canenguez K, Park JK, Kelly E, Jacobson E, Kerr CE, Lembo AJ: The placebo effect in irritable bowel syndrome trials: a meta-analysis. Neurogastroenterol Motil 2005;17:332

Schluss mit dem schlechten Gewissen

22 Lawder R, Harding O, Stockton D, Fischbacher C, Brewster DH, Chalmers J, Finlayson A, Conway DI: Is the Scottish population living dangerously? Prevalence of multiple risk factors: the Scottish Health Survey 2003. BMC Public Health.2010 Jun 11;10:330

Schlechtes Vorbild Arzt

23 Ubel PA, Angott AM, Zikmund-Fisher BJ: Physicians recommend different treatments for patients than they would choose for themselves. Arch Intern Med 2011;171:630

24 Domenighetti G, Luraschi P, Casabianca A, Gutzwiller F, Spinelli A, Pedrinis E, Repetto F: Effect of information campaign by the mass media on hysterectomy rates. Lancet 1988;2:1470

Domenighetti G, Casabianca A: Rate of hysterectomy is lower among female doctors and lawyers' wives. BMJ 1997;314:1417

25 McDaniel SH, Beckman HB, Morse DS, Silberman J, Seaburn DB, Epstein RM: Physician self-disclosure in primary care visits: enough about you, what about me? Arch Intern Med. 2007;167:132

Die Macht negativer Gedanken

26 Yagwer NS: Emotions as a cause of rapid and sudden death. Archives of Neurology and Psychiatry 1936;36:875

27 Lown B: Die verlorene Kunst des Heilens. Anstiftung zum Umdenken. Stuttgart 2002

28 Koyama T, McHaffie JG, Laurienti PJ, Coghill RC: The subjective experience of pain: where expectations become reality. Proc Natl Acad Sci USA 2005;102:12950

Was Patienten brauchen

29 Häuser W, Hansen E, Enck P: Nocebophänomene in der Medizin: Bedeutung im klinischen Alltag. Dtsch Arztebl Int 2012;109:459

30 Tamblyn R, Abrahamowicz M, Dauphinee D, Wenghofer E, Jacques A, Klass D, Smee S, Blackmore D, Winslade N, Girard N, Du Berger R, Bartman I, Buckeridge DL, Hanley JA: Physician scores on a national clinical skills examination as predictors of complaints to medical regulatory authorities. JAMA 2007;298:993

11 Tipps für den Arztbesuch

31 Die folgenden Hinweise sind überarbeitete Empfehlungen aus meinem Buch: Bartens W: Sprechstunde. Was Patienten wollen. Woran die Medizin krankt. Wie man einen guten Arzt erkennt. München 2008

Literatur

Bartens W: Sprechstunde. Was Patienten wollen. Woran die Medizin krankt. Wie man einen guten Arzt erkennt. München 2008

Bartens W: Körperglück. Wie gute Gefühle gesund machen. München 2010

Blackhall LJ: Do patients need to know they are terminally ill? No. BMJ 2013;346:f2560

Collis E, Sleeman K: Do patients need to know they are terminally ill? Yes. BMJ 2013;346:f2589

Domenighetti G, Luraschi P, Casabianca A, Gutzwiller F, Spinelli A, Pedrinis E, Repetto F: Effect of information campaign by the mass media on hysterectomy rates. Lancet 1988;2:1470

Domenighetti G, Casabianca A: Rate of hysterectomy is lower among female doctors and lawyers' wives. BMJ 1997; 314:1417

Drossman DA, Goldman P, Lembo AJ: Components of placebo effect: randomised controlled trial in patients with irritable bowel syndrome. BMJ 2008;336:999

Häuser W, Hansen E, Enck P: Nocebophänomene in der Medizin: Bedeutung im klinischen Alltag. Dtsch Arztebl Int 2012;109:459

Hartzband P, Groopman J: The new language of medicine. N Engl J Med 2011;365:1372

Hill LE, Nunn AJ, Fox W: Matching quality of agents employed in »double-blind« controlled clinical trials. Lancet 1976;1(7955):352

Ioannidis JP, Panagiotou OA: Comparison of effect sizes associated with biomarkers reported in highly cited individual articles and in subsequent meta-analyses. JAMA 2011;305:2200

Jacobs KW, Nordan FM: Classification of placebo drugs: effect of color. Percept Mot Skills. 1979;49:367

Kaptchuk TJ, Kelley JM, Conboy LA, Davis RB, Kerr CE, Jacobson EE, Kirsch I, Schyner RN, Nam BH, Nguyen LT, Park M, Rivers AL, McManus C, Kokkotou E, Koch K, Gehrmann U, Sawicki PT: Primärärztliche Versorgung in Deutschland im internationalen Vergleich: Ergebnisse einer strukturvalidierten Ärztebefragung. Dtsch Arztebl 2007;104:A2584

Lucchelli PE, Cattaneo AD, Zattoni J: Effect of capsule colour and order of administration of hypnotic treatments. Eur J Clin Pharmacol. 1978;13:153

Lyons M: Do classical origins of medical terms endanger patients? Lancet 2008;371:1321

Meisel ZF, Karlawish J: Narrative vs evidence-based medicine – and, not or. JAMA 2011;306:2022

Patel SM, Stason WB, Legedza A, Ock SM, Kaptchuk TJ, Conboy L, Canenguez K, Park JK, Kelly E, Jacobson E, Kerr CE, Lembo AJ: The placebo effect in irritable bowel syndrome trials: a meta-analysis. Neurogastroenterol Motil 2005;17:332

Pollo A, Carlino E, Benedetti F: The top-down influence of ergogenic placebos on muscle work and fatigue. Eur J Neurosci 2008;28:379

Reuter E: Leben trotz Krebs – eine Farbe mehr. Interviews zu einem gelingenden Leben nach Krebs. Stuttgart 2010

Rieff D: Tod einer Untröstlichen. Die letzten Tage von Susan Sontag. Frankfurt a. M. 2011

Ubel PA, Angott AM, Zikmund-Fisher BJ: Physicians recommend different treatments for patients than they would choose for themselves. Arch Intern Med 2011;171:630

Waber RL, Shiv B, Carmon Z, Ariely D: Commercial features of placebo and therapeutic efficacy. JAMA 2008;299:1016

Weeks JC, Catalano PJ, Cronin A, Finkelman MD, Mack JW, Keating NL, et al.: Patients' expectations about effects of chemotherapy for advanced cancer. N Engl J Med 2012;367:1616